世界一の眼科外科医がやさしく教える 視力を失わないために今すぐできること

逾20萬次手術30年臨床彙整
全球最佳眼外科醫師傳授護眼秘笈

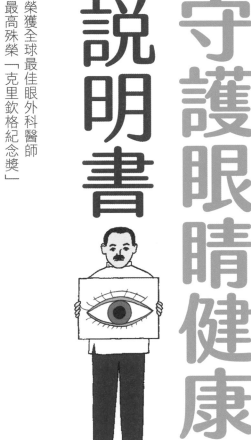

世界第一眼科醫師教我的 守護眼睛健康説明書

榮獲全球最佳眼外科醫師
最高殊榮「克里欽格紀念獎」
深作秀春◎著
林慧雯◎譯

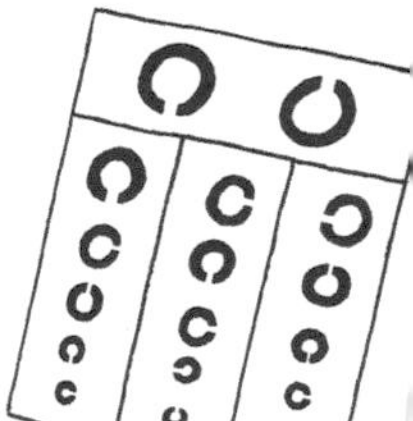

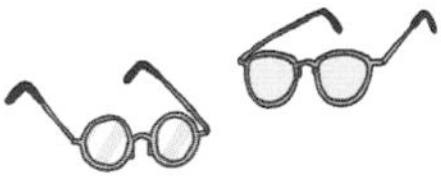

目次

一定要了解的眼睛與視力基礎知識

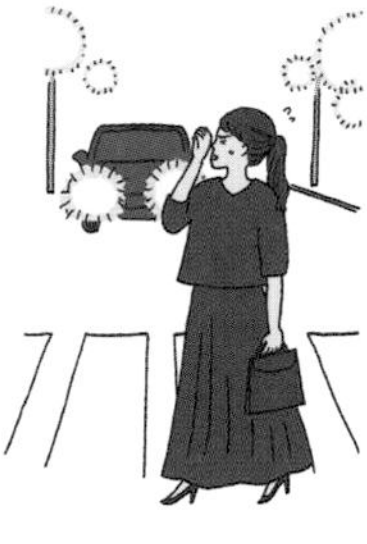

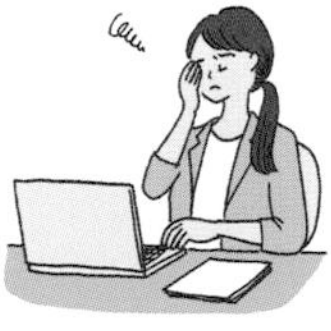

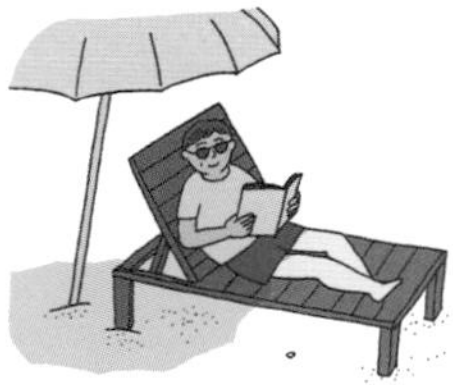

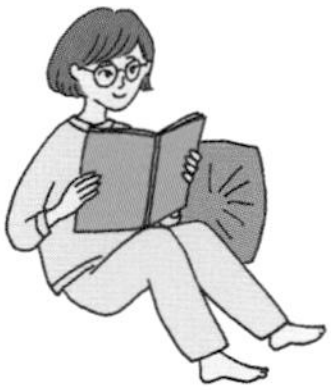

有益眼睛健康的生活方式

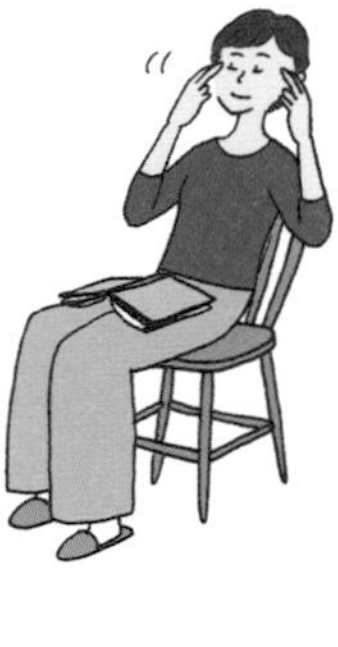

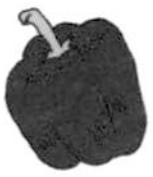

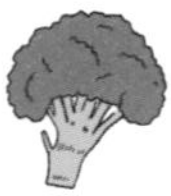

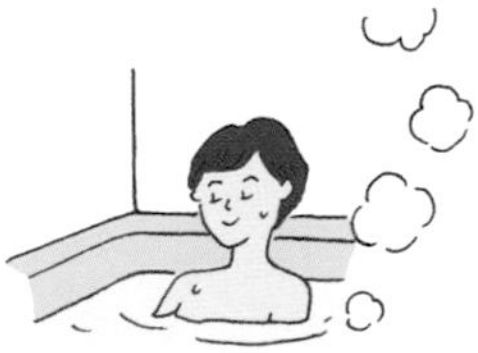

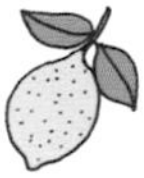

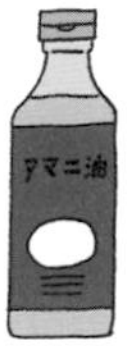
アマニ油

在眼科接受眼睛治療的注意事項

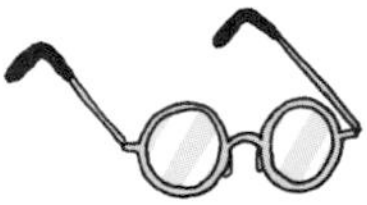

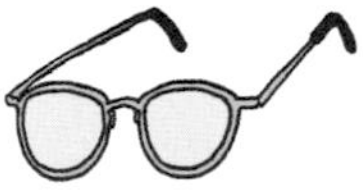

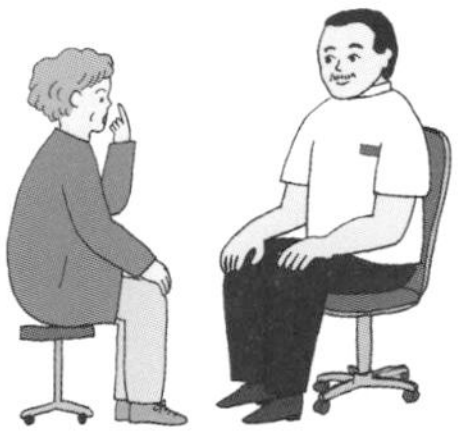

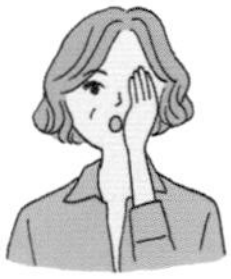

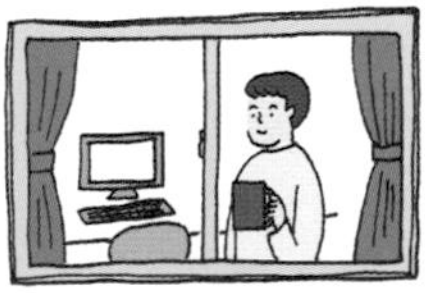

推薦序

閱讀本書，選擇對眼睛健康有益的生活方式

中華民國眼科醫學會前理事長
日本北里大學眼科醫學博士
翁林仲

「在這100歲的長壽時代，希望人人都能一輩子過著看得清楚的生活。」深作秀春醫師的這一句話吸引我把這本書好好地看完，這是我們身為眼科醫師最大的責任和期待。

長壽時代最常見的白內障問題，深作醫師用瓦斯爐上的火焰來做說明非常貼切，較熟的黃褐色白內障使得眼睛看不見淡藍色的火焰，長輩本來以為關掉的爐火其實還在燃燒，後面引起燒焦、燙傷、甚至火災，這是非常嚴重的安全考量。因為白內障導致視力減退，眼睛接收到的資訊減少使大腦間接衰退，可能造成目前所說的耳不聰、目不明的失智，或是因此不敢外出運動，而間接增加肌少症的可能性。所以在度數矯正後，仍然

看不清楚的階段，經眼科醫師清楚診斷之後，在適當時機就應該接受手術。深作醫師介紹了目前普遍的白內障乳化手術方法，事實上在台灣還有飛秒雷射輔助的白內障乳化手術（FLACS）可供選擇，配合不同功能的人工水晶體，以達到更精準的效果。

深作醫師特別呼籲大家養成習慣，不要過度使用手機，這一點我完全贊成。智慧型手機的過度使用，讓我們在臨床上看到早發性的高度近視、早發性老花、還有早發性白內障。LED光造成的視網膜損傷，我們相信到了20年後，真的會有40歲左右的人患有嚴重的視網膜疾病，導致視力下滑。多望向遠方，減少眼睛疲勞、使用阻絕紫外線及藍光的眼鏡、就寢一小時前絕對不看手機遠離藍光，避免自律神經失調及許多人所困擾的失眠問題。

另外，書中特別提到現代社會乾眼症不分年齡且不只是水分不足，很有可能是眼睛油脂層的不足，很多民眾還沒有建立這樣的觀念。因為老化、衛生習慣或是化妝品……等造成的瞼板腺功能障礙（Meibomian gland dysfunction，MGD，瞼板腺退化、堵塞或是發炎）都有可能降低油脂的分泌。經過眼科醫師的詳細檢查，再依據乾眼症的原因及嚴重程度，用熱敷、人工淚液、凝膠、脈衝光、血清，甚至是免疫抑制劑來治療都會有不錯的成果。

「這世上絕對沒有對眼睛有益的隱形眼鏡」這個章節主要內容是呼籲矯正度數用的隱形眼鏡不管標榜有多高的透氧率及含水量，都不應超時配戴。事實上，近視控制隱形眼鏡、角膜塑型片、圓錐角膜用的硬式高透氧隱形眼鏡、或是其他治療型隱形眼鏡……都還是對眼睛治療有益的。

近年來近視的發生率仍然逐年攀升，許多人、尤其是年輕族群在生理、心理、美觀上都希望能擺脫眼鏡的束縛。深作醫師也提到了近視矯正手術在日本常用的LASIK以及ICL。而在台灣的市場中，還有trans PRK、smart trans PRK跟SMILE的選擇。至於每個人適合的手術方式，眼科醫師會依據角膜狀況、近視、散光的程度等等，在臨床上做近一步的評估。

深作醫師提到青光眼是可以藉由手術治好的疾病，我相信他的意思是青光眼可以藉由手術達到良好的降壓效果並控制青光眼的惡化。事實上，四分之一左右的失明都是由青光眼造成的。我們強烈的呼籲年輕高度近視族群及有家族病史的民眾，還有40歲後的成年人至少每半年到一年檢查一次眼壓及視神經的狀況。及早發現、及早治療確實可以避免眼睛的隱形殺手。

最後本書還對於高齡長壽群常見的老年性黃斑部病變、糖尿病視網膜病變、視網膜剝離以及生活上的保養都有清楚的介紹，若能反覆閱讀並檢視自己的用眼習慣，選擇對眼睛健康有益的生活方式，就能夠達成「在這１００歲的長壽時代，都能一輩子過著看得清楚的生活」。

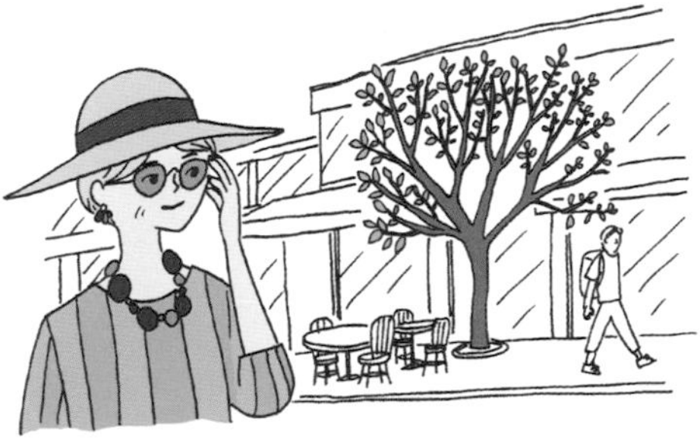

前言

了解正確護眼知識，長保視力健康

深作秀春

目前整個日本都因為新冠肺炎疫情，社會亟需變革。在醫學的世界中，國際學會就算會有時差的問題，也必須藉由網路舉辦線上直播。以往只能親身前往國外才能學習的最新知識與手術方法，現在也能利用高速網路介紹給所有人，隨時都可以取得全世界最尖端的眼科治療資訊。

據說人類在獲得資訊時，有9成都是從眼睛進入大腦。因此，在現今的資訊社會時代中，我們的眼睛功能變得更加重要。而且，雖然現在已經是人人都可以活到100歲的長壽時代了，但實際上眼睛的壽命只有60～70年，比生命短了許多，所以我們更有必要花心思延長眼睛的壽命。

即便真的活到了100歲，若是眼睛不方便的話，就無法保障生活品質，沒辦法過著心靈豐裕的生活。此外，有很多人都在眼睛還健康時不知道最正確、最新的護眼資訊，導致眼睛產生疾患、延誤治療、接受不恰當的治療，最終導致喪失視力，這讓我感到非常遺憾。

所以，為了讓所有人都能了解重要的眼睛真實資訊，我寫了這本書。

在Part1中，我即將解說眼睛構造、功能，以及可以讓人早期發現眼睛疾患、早期治療的基本知識。眼睛明明是非常重要的器官，但要是一點相關知識都沒有的話，就很有可能會引起疾患。

在Part2中，將解說現在立刻就能實踐的護眼營養與生活智慧。這部分全都是只要自己一個人就可以做到，請大家一定要親身實踐，預防眼睛疾病。

在Part3中，則將說明實際上前往眼科就診時該注意的事項，以及最新的治療法。萬一罹患了眼睛疾病，卻不知道最先進的治療方式的話，就很有可能會接受到錯誤的治療，反而喪失視力。因為眼部疾病隨時都有可能會發生，最重要的就是從平日就要做好心理準備、了解相關知識。

本書特地準備了插畫與圖表，讓大家更能清楚理解眼科的專門知識。

請大家一定要閱讀本書，從平日就過著保護眼睛健康的生活，為了在未來罹患眼睛疾病時可以接受最好的治療，現在就學習正確知識，一輩子都維護優良的視力吧！

閱讀本書須知

這本書是專為最近感覺眼睛疲勞、視力衰退的人所量身打造，
除了介紹有益眼睛健康的生活方式，也幫助大家早期發現眼睛疾病。
為了讓大家「一輩子都過著看得清楚的生活」，
特地蒐羅了真正必須了解的知識，
請大家反覆閱讀，時常檢視自己的生活。
一旦眼睛狀況不佳，這本書絕對可以成為你及早正確就診的指標。

- 在 Part 1、Part 2 之中，除了介紹不會對眼睛造成負擔、有益眼睛健康的生活方式之外，也說明了各種絕對不能做的民間療法，以及可以讓人早期發現眼睛問題的方法，全都是可以延長眼睛壽命的訣竅，一定要好好記住。不僅可以預防眼睛疾病，即使是接受過白內障、青光眼手術的人，也請務必要繼續維持手術後的視力。

- 請大家養成不過度使用手機、望向遠方、阻隔紫外線、自我檢測等習慣，利用這些方式減輕眼睛負擔，以正確的生活方式，不錯失眼睛的任何變化。

- 雖然確實攝取容易缺乏的營養素非常重要，不過，要是只集中攝取這些營養，並不會改善眼睛不適的情形。請大家均衡飲食。尤其是正在治療糖尿病、高血壓的人，更要與醫師或營養師商量，留意攝取均衡的飲食。

- 刺激穴位或伸展，請在覺得舒服、眼睛神清氣爽的範圍中進行。不過，患有痼疾或正在治療的人，為了以防萬一還是要跟主治醫師商量後再進行。

- 在 Part 3 當中介紹了最具代表性的眼睛疾病與原因、症狀等。希望大家能在事前就先了解相關知識，及早察覺自身症狀。

- 只要感到眼睛不適，最重要的就是前往眼科就診。由於眼睛疾病的種類繁多，就算自己覺得可能只是因為年紀大了，有時也可能是罹患了重大疾病。只要一察覺不對勁，就要立即前往醫療機構。本書中也有介紹要如何選擇好的眼科。

- 關於眼睛疾病的治療與手術方面，請在了解正確知識與資訊的前提下，選擇適合自己的醫療機構。手術方式與人工水晶體的種類日新月異，請大家找一位值得信賴、醫術高超的醫師，接受自己也認同的最佳治療。

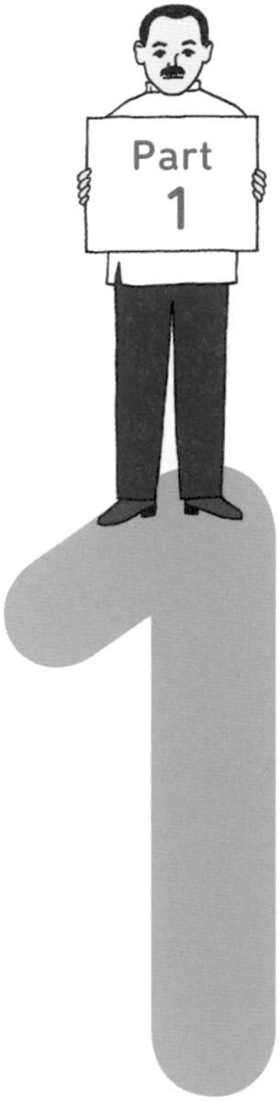

一定要了解的眼睛與視力基礎知識

眼睛一旦產生不適，生活品質就會一落千丈。
不過，出乎意料地大家都不了解原因與自我檢測方式。
為了好好守護重要的眼睛健康，現在就要介紹必備的基礎知識。

你知道健康眼睛的構造嗎？

雖然大家都很在乎視力，但意外地並不知道眼睛的構造。光線經由角膜屈折後，再透過水晶體屈折，最後由像是底片一樣的視網膜連結成影像。視網膜上的影像會轉變為電子脈衝，經由視神經傳達給大腦。而負責調整屈光率的則是睫狀肌、懸韌帶與水晶體。當睫狀肌緊繃、懸韌帶放鬆，水晶體藉由本身的彈性變得膨脹、使晶體變厚，便能在近距離形成焦點（請參考第43頁）。負責調整光線分量的則是虹膜。占了眼球大部分的玻璃體，幾乎都是無色透明的水分膠狀物質，藉由纖維組織來固定視網膜。為視網膜提供氧氣及營養的則是脈絡膜血管等眼底組織。一旦這些構造出了差錯，視力就會發生異常。不僅如此，相較於有頭蓋骨及肋骨嚴密守護的大腦與心臟，眼睛明明也是非常重要的器官，卻暴露於身體之外，很容易因外傷等從外界受到損害，所以一定要小心謹慎，好好保護眼睛才行。

POINT!

眼睛是唯一露出在外的重要器官，總是暴露在危險之中。

眼睛的構造

想要表達眼睛哪裡不舒服或聆聽醫師說明時，
要是不清楚眼睛構造的話就麻煩了。先記住眼睛的構造及功能吧！

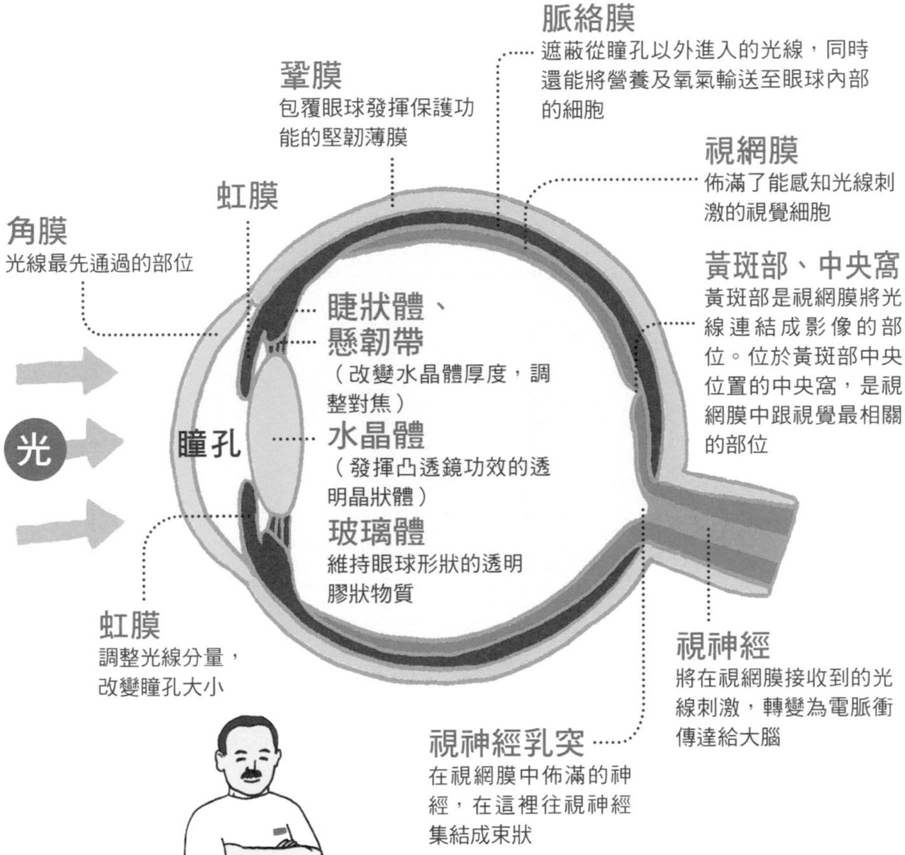

脈絡膜
遮蔽從瞳孔以外進入的光線，同時還能將營養及氧氣輸送至眼球內部的細胞
鞏膜
包覆眼球發揮保護功能的堅韌薄膜
視網膜
佈滿了能感知光線刺激的視覺細胞
虹膜
角膜
光線最先通過的部位
黃斑部、中央窩
黃斑部是視網膜將光線連結成影像的部位。位於黃斑部中央位置的中央窩，是視網膜中跟視覺最相關的部位
睫狀體、
懸韌帶
（改變水晶體厚度，調整對焦）
光
瞳孔
水晶體
（發揮凸透鏡功效的透明晶狀體）
玻璃體
維持眼球形狀的透明膠狀物質
虹膜
調整光線分量，改變瞳孔大小
視神經
將在視網膜接收到的光線刺激，轉變為電脈衝傳達給大腦
視神經乳突
在視網膜中佈滿的神經，在這裡往視神經集結成束狀

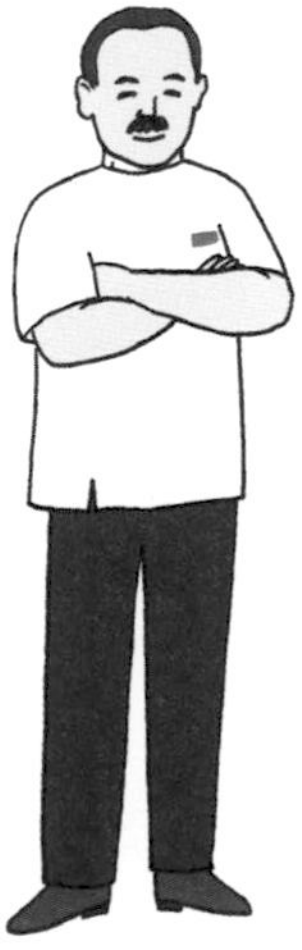
這就是健康的人類眼睛構造。如此重要的器官卻暴露於身體之外。

青光眼是占4分之1失明原因的首要因素？

眼睛看得見的人，應該從來沒有想過自己有一天可能會失明吧！雖然對於那些因疾病或意外而失去視力的人感到很遺憾，不過，大家應該從未想過失明這件事會發生在自己身上。

失明的危險性隨時都可能找上每個人。而且，青光眼、白內障、視網膜剝離等大家所熟悉的眼部疾病就是最大原因。左頁介紹了在日本因失明而被認定為身障人士的主要原因，依照占比排序。每一個應該都是大家以為「上了年紀也沒辦法……」，人人耳熟能詳的眼睛疾病吧？反過來說，只要能接受正確的治療，就可以避免失明。

千萬不要錯失眼睛的不適，若能及早接受治療，就能延長眼睛的壽命。請大家多關心自己的視覺情況，一發生什麼事就要盡早前往值得信賴的眼科醫療院所接受診療。

POINT!

千萬不能小看糖尿病視網膜病變。白內障也可能會導致失明！

耳熟能詳的眼睛疾病就是導致失明的原因

第 1 名是青光眼！白內障若置之不理，就可能會演變為青光眼，再加上糖尿病視網膜病變，就占了失明原因的半數以上。

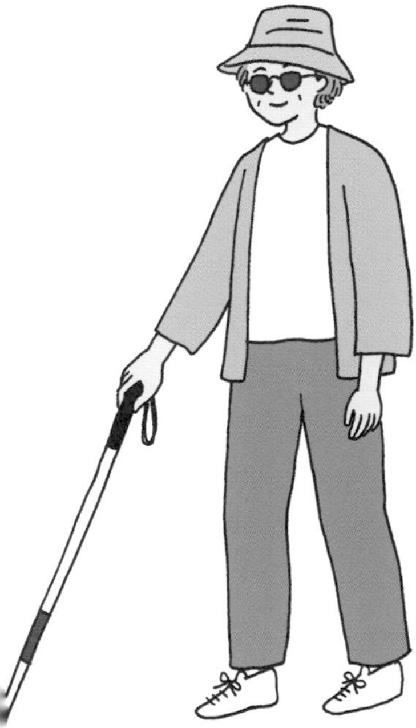

失明原因有一半以上都是
人人耳熟能詳的眼睛疾病

青光眼	28.6%
視網膜色素病變	14.0%
糖尿病視網膜病變	12.8%
老年性黃斑部病變	8.0%
脈絡膜視網膜萎縮	4.9%

出自日本厚生勞働省　平成 28 年度（2016 年）研究報告書

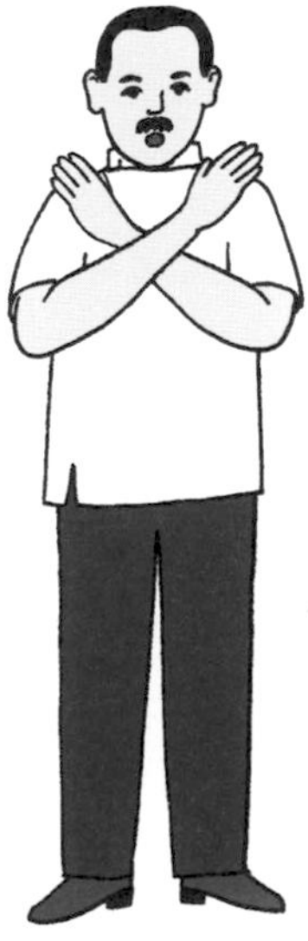

千萬不可以小看這些疾病。
藉由自我檢測視覺情況、
以及早期就診，就能改變人生！

利用混疊圖像確認視力

請大家盡可能用雙手遠遠拿著這本書，以遠距離觀看左頁這張圖片。如果你看到的是愛因斯坦，就代表你能清晰地看到遠方；如果你看到的是好萊塢女星瑪麗蓮夢露，代表你很有可能因為近視而看不清遠方；若是把書拿近可以看到愛因斯坦的話，就很有可能是近視眼；遠遠地看到愛因斯坦、但拿近後會看到瑪麗蓮夢露的話，就很有可能是老花眼。這幅圖像是以細緻的線條清晰描繪愛因斯坦，再重疊上以模糊的手法，深淺暈染繪製的瑪麗蓮夢露。由於視力正常的人可以確認到細節，因此可以看得出來是愛因斯坦，而若是無法聚焦、或是視網膜功能不佳的人則看不到細節，因此會先看到模模糊糊的瑪麗蓮夢露。另外，這跟視網膜等眼睛與大腦的構造也有關聯。若視網膜可以詳細分析資訊、大腦也沒有問題的話，便可以看到愛因斯坦；若是焦點或視網膜等眼睛或大腦出現異狀，看到的就會是瑪麗蓮夢露。

POINT!

這張有趣的圖片可以讓人輕鬆確認自己能不能看得很清晰。

這張圖片看起來像誰呢？

打開本頁後，請盡量拿遠一點觀看。接著再拿近一點仔細觀看。
這張圖片究竟是愛因斯坦？還是瑪麗蓮夢露呢？

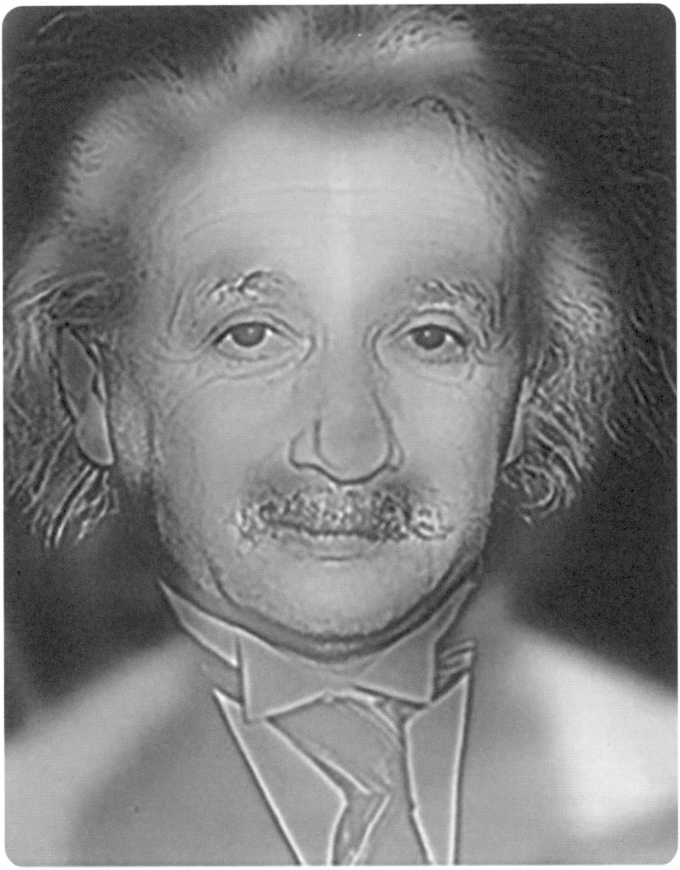

由美國麻省理工學院的 Aude Oliva 博士製作而成

愛因斯坦？

瑪麗蓮夢露？

利用方格表就能發現眼睛疾病

就算是看不見的東西，人類的大腦也會為了彌補訊息而彷彿感覺看得見。因此，在日常生活中，許多人都不會察覺到自己看不見、視野缺損或歪斜。以一隻眼睛看左頁的方格表，就能判定你是否有黃斑部水腫、黃斑部皺褶等眼睛疾病。檢測起來非常簡單，請大家一定要定期自行檢測。要是線條看起來歪斜的話，就有可能是視網膜上產生了增生膜；若是有局部偏暗，就代表視網膜細胞或視神經可能出現異常了。如果看不見中央點，就可能是黃斑部（尤其是中央窩）產生異常。

由於大腦會以過去的記憶來補足眼前所看到的景物，例如室內或熟悉的景象，所以不如看這種單純的圖像，比較容易發現眼睛的異狀。也可以找一個室內的單純重複圖形、例如日曆格線等，定期仔細確認也是不錯的方法。從第24頁起會一一介紹看出來的結果，只要有一項符合，就請務必要前往眼科接受檢查。

POINT!

視野缺損或歪斜就是視網膜出現異常。平日就要養成習慣確認自己的視力。

以一隻眼睛觀看阿姆斯勒方格表

請用手掌遮住一隻眼睛，觀看下方格子狀的阿姆斯勒方格表，各用一隻眼睛輪流觀看中央的黑點。你看到的是什麼樣的景象呢？

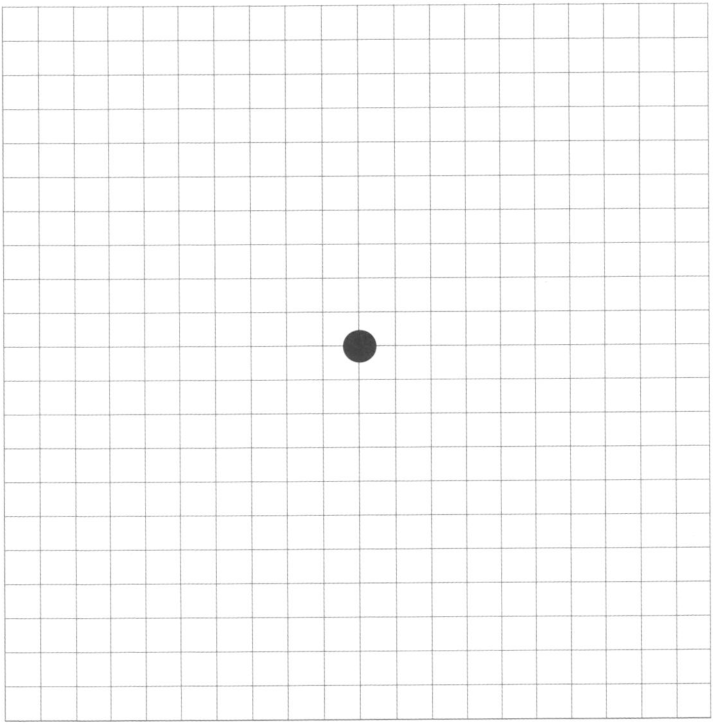

確認方式

先用手掌遮住一隻眼睛，將阿姆斯勒方格表拿到距離眼睛 **30** 公分左右的位置，只用一隻眼睛凝視方格表的中央點。如果是有配戴隱形眼鏡或眼鏡的人，也可以藉此確認眼鏡度數是否符合。→檢測結果請見下一頁！

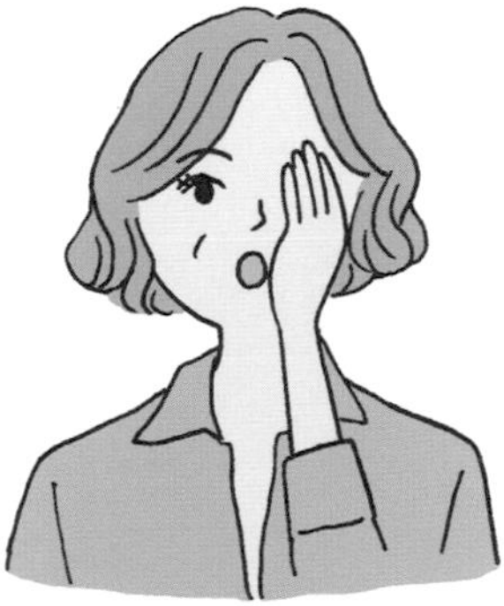

CHECK!

只用一隻眼睛所看見的阿姆斯勒方格表，
看起來是什麼樣子的呢？

- [x] 中央部分看起來歪歪斜斜
- [ ] 中央部分看起來很黑
- [ ] 中央部分看起來有所缺損
- [ ] 整體都很模糊、看不清楚
- [ ] 左眼看不太清楚
- [ ] 右眼看不太清楚
- [ ] 角落看起來有所缺損

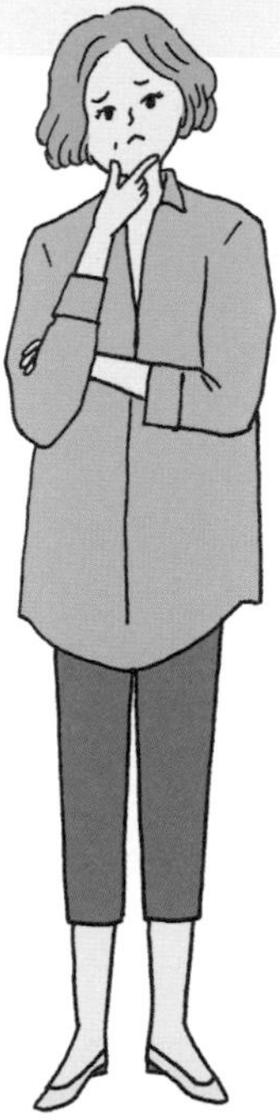

若有異狀就可能是這些疾病

透過這個檢測可以得知視網膜是否出現異常。尤其是最重要的黃斑部異常，像是黃斑部裂孔、黃斑部病變、黃斑部水腫、糖尿病視網膜病變、視網膜靜脈阻塞、眼底出血等，都可以藉此發現。

你看到的是下列這些景象嗎？

請分別用一隻眼睛確認第 **23** 頁的阿姆斯勒方格表，
格子狀的直線是否產生歪斜、或是有沒有奇怪的地方呢？

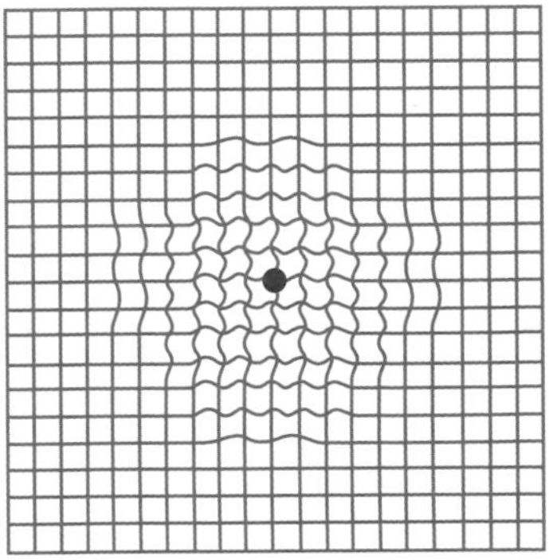

CASE 01

中央部分看起來歪歪斜斜

若是理應整整齊齊的方格，看起來顯得歪斜的話，就可能是視網膜上膜異常增生、視網膜水腫等所引起。

CASE 02

中央部分看起來很黑

可能是視網膜細胞出現了異狀，例如：視網膜靜脈阻塞、視網膜剝離、黃斑部裂孔、老年性黃斑部病變等視網膜的問題。

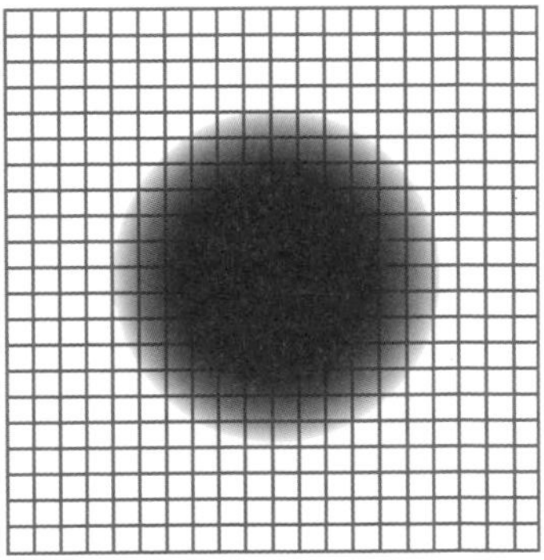

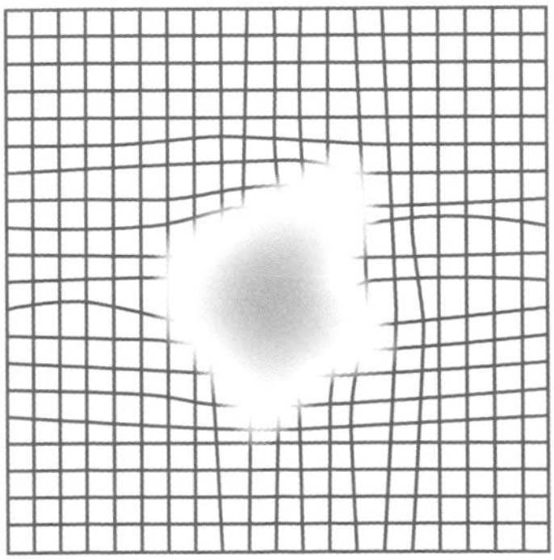

CASE 03

中央部分看起來有所缺損

這可能是視網膜靜脈阻塞、視網膜剝離、老年性黃斑部病變、黃斑部裂孔等，視網膜出現異狀。糖尿病視網膜病變也可能會出現這樣的症狀。

乾眼症也許是因為眼睛的油分不足

乾眼症正如其名，正是眼睛乾澀的症狀。也就是說，角膜表面覆蓋的淚液減少，導致眼睛乾澀、處於容易受傷的敏感狀態。通常聽到乾澀，大家就容易聯想到是水分不足，但其實真正眼部水分不足的人只是少數而已。雖然有些人是因為空氣乾燥或眨眼次數減少，而導致淚水不足，不過，有更多人是因為上下眼瞼內側的瞼板腺油脂分泌不足。可能是因為老化或彩妝品等原因，造成瞼板腺退化或堵塞，妨礙油分的分泌，讓眼睛表面無法保持平滑。據說有85％的乾眼症都是因為這個原因所引起。就如同肌膚是藉由油分來保護，眼睛也一樣需要油分的保護。此外，乾眼症有9％是因為發炎，6％是淚水不足。

角膜比肌膚更為細緻，乾眼症不只是會帶來乾澀等不舒服的感覺而已，還經常伴隨著疼痛與細菌感染，也會對角膜造成損傷，所以最重要的就是要及早治療。

POINT!

乾眼症不只是水分不足或發炎而已，在淚水中含有的油分不足更是主要原因。

乾眼症是淚水的質與量發生問題

瞼板腺堵塞、發炎、淚水分泌不足，就是乾眼症的 3 大原因。最重要的就是從瞼板腺分泌的油脂！

淚水與角膜表面

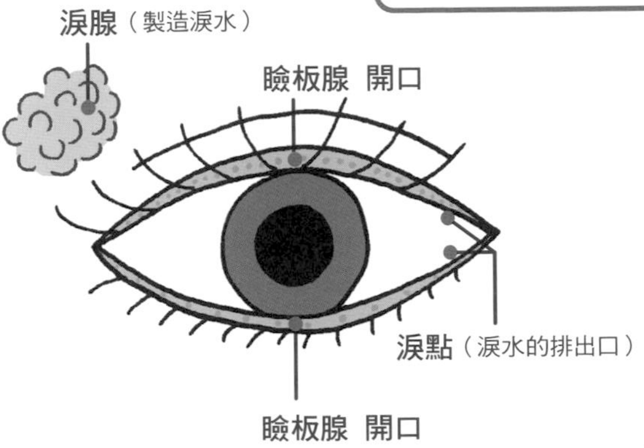

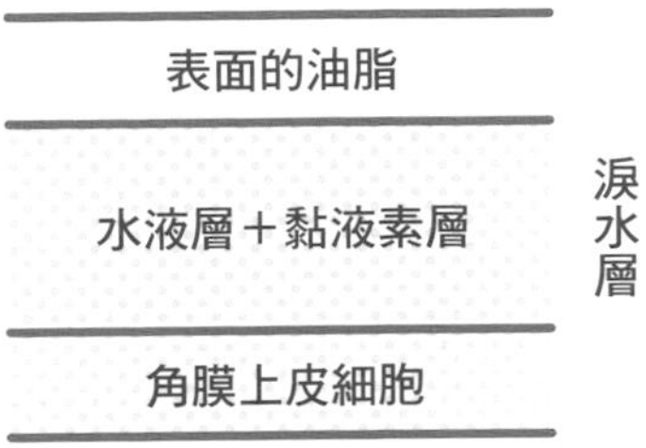

重點訊息——

乾眼症的治療

千萬不可以小看乾眼症，一定要接受檢查，找出乾眼症的原因。一般來說會採用點眼藥水的方式進行治療，不過也可以用一種小小的栓塞，堵住流出淚水的淚點，或是進行淚小管栓塞手術。

負責分泌油分的瞼板腺堵塞，也是乾眼症常見的原因。可以用輕輕按壓的治療方式，將堵塞的物質擠出來；如果是可以藉由加溫將堵塞的油脂軟化，再以按摩讓瞼板腺變暢通的話，則可以採用脈衝光雷射治療。

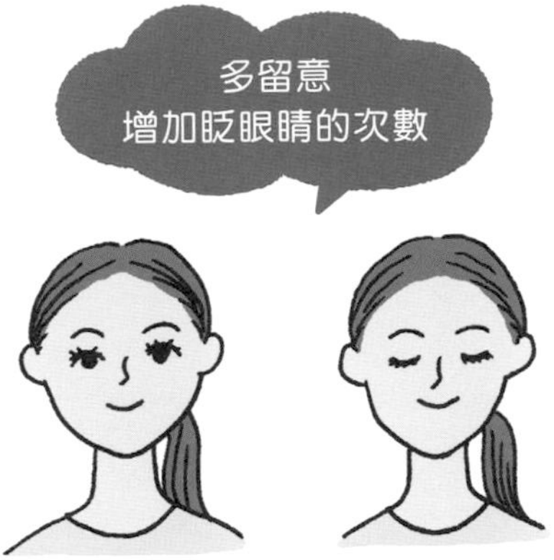

因為長時間盯著手機而導致眨眼次數減少的人，應多留意增加眨眼睛的次數。

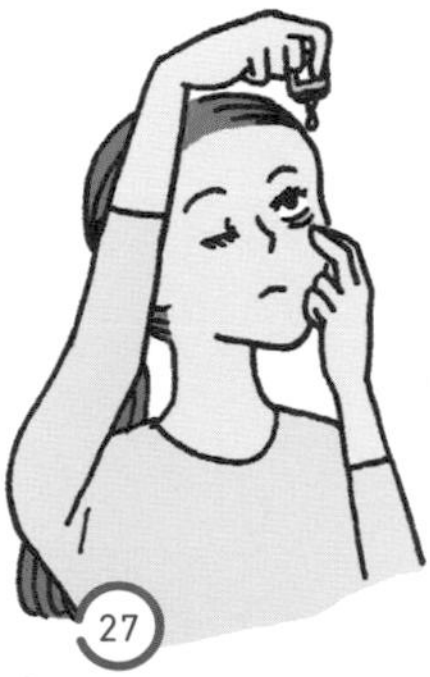

點眼藥水

眼睛真的感到很乾澀時，可以點眼藥水來解決。不過最好不要太常用。關於眼藥水請參考第 104 頁。

以為自己看得見，但其實看不見！

幾乎在所有的情況下，都只有本人才知道自己看見世界的方式。除了眼球位置偏移、或是眼睛明顯對不到焦被父母或家人察覺，一般來說，只有在產生看不清楚、眩光、視力模糊等自覺症狀時，才會發覺自己的視力產生異常。而且，某一天突然看不見的這種情況其實非常罕見，像是老花眼、白內障及青光眼等問題，大部分都是在本人沒有注意到的情況下一點一滴惡化。除了要在健康檢查時接受視力檢查之外，平常的自我檢測也非常重要。只要稍微感覺有點不對勁，就要去設備完善的眼科接受檢查。

日本人的平均壽命已經接近百歲，但眼睛的壽命卻一如往昔，60～70年就是極限，超過這個範圍就必須動手術維持眼睛的壽命了。近年來，智慧型手機的LED光，使視網膜受傷的案例頻傳，到了20年後，恐怕40歲左右的人就會患有嚴重的視網膜疾病、導致視力下滑。想要過著看得清清楚楚的人生，每個年齡層的人都必須要隨時留意眼睛的自我檢測與保養。

POINT!

眼睛的壽命一如往昔只有60～70年，想要過著看得清楚的生活，一定要好好保養。

接受治療後才會發現什麼是清楚的世界

接受過白內障等手術的患者，最常說的一句話就是：
「原來可以看得這麼清楚呀？」

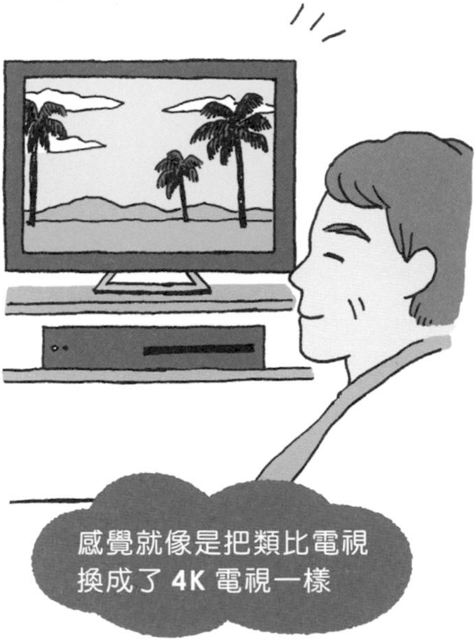
感覺就像是把類比電視
換成了 **4K** 電視一樣

有患者在透過手術改善視力之後，喜不自勝地表示，就像是將類比電視換成高解析度電視、4K 電視一樣，看得清清楚楚。

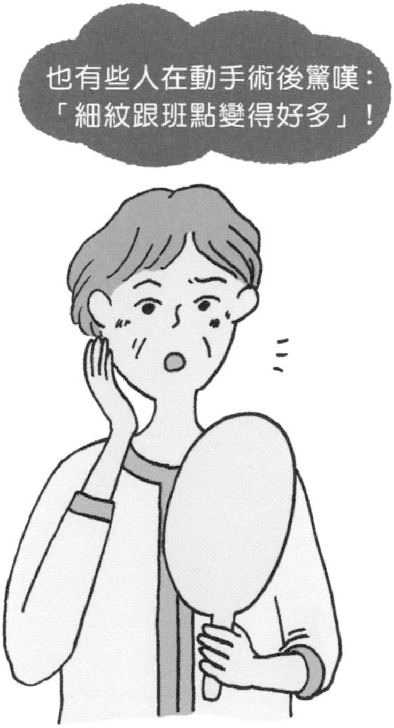
也有些人在動手術後驚嘆：
「細紋跟斑點變得好多」！

在動手術前，原本因為視力不佳而看不到的細紋與斑點，在動手術後都看得一清二楚，有些患者就開玩笑地假裝生氣了。

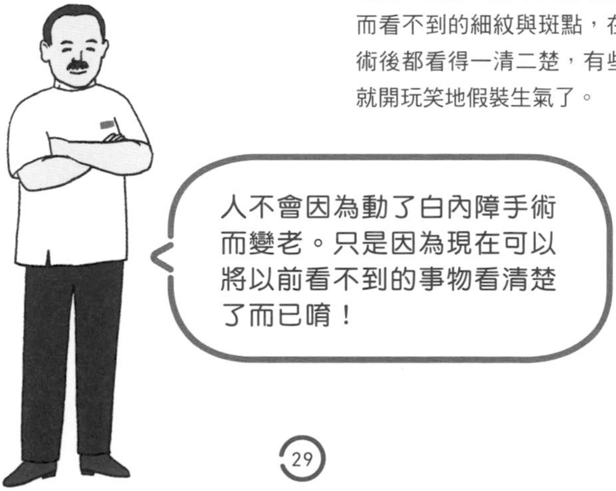

人不會因為動了白內障手術而變老。只是因為現在可以將以前看不到的事物看清楚了而已唷！

一旦罹患白內障，就會難以辨認顏色

所謂的白內障是負責發揮凸透鏡功效的無色透明水晶體，因老化而產生混濁、變色所引起的疾病。罹患白內障後，除了會產生眩光、視線模糊等症狀之外，難以辨識顏色也是白內障的一大特色。

就像人類肌膚老化之後會顯得黯沉，眼睛的水晶體老化後也會變成帶點棕色，這些都是因為蛋白質經過糖化、氧化而變質的緣故。這麼一來，可能會難以區分藍色與紫色，不容易分辨相似的顏色，也可能會將鮮豔明亮的顏色看成樸素低調的顏色。

最常見的例子就是難以區分男性常有的深藍色與黑色鞋子，左右兩腳穿成不同色的鞋。此外，也有些人沒有察覺到自己因白內障的緣故而看錯顏色，像是有男性就把華麗的紫色西裝褲誤認為黑色，動了白內障手術、看清楚顏色之後，才發現原來自己的衣服全都是搶眼的紫色，不禁脹紅了臉呢！

POINT!

無色透明的水晶體會變成帶點棕色！

你能區分微妙的色彩差異嗎？

漸漸無法辨別相似的顏色

一旦罹患白內障，隨著水晶體變混濁，顏色會從黃色變成橘棕色，進而吸收藍紫色，導致藍色到紫色這些黃色的補色都變得難以區分，看起來就像是黑色一樣。

最常見的例子就是變得無法區分黑色與深藍色的襪子。

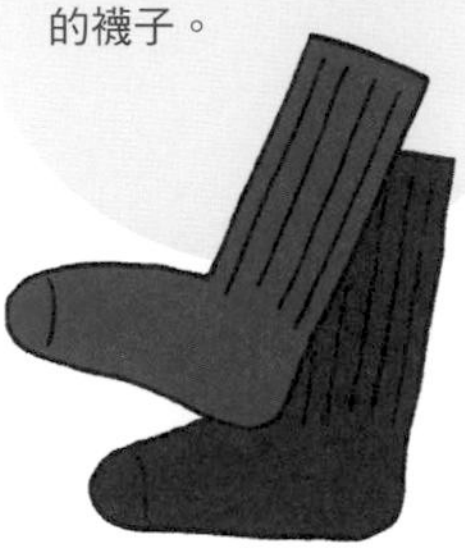

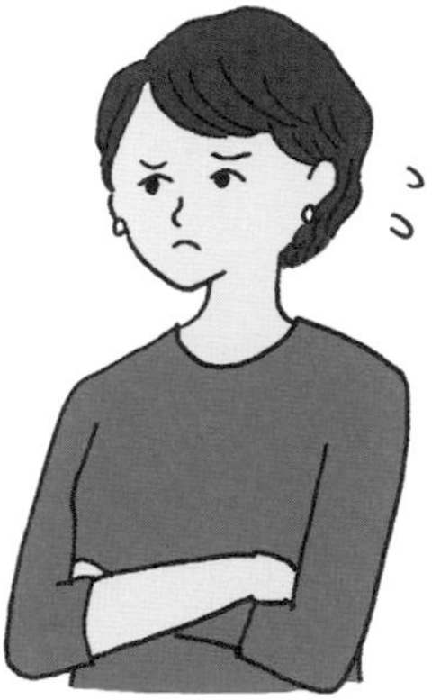

從無法區分深色調開始！

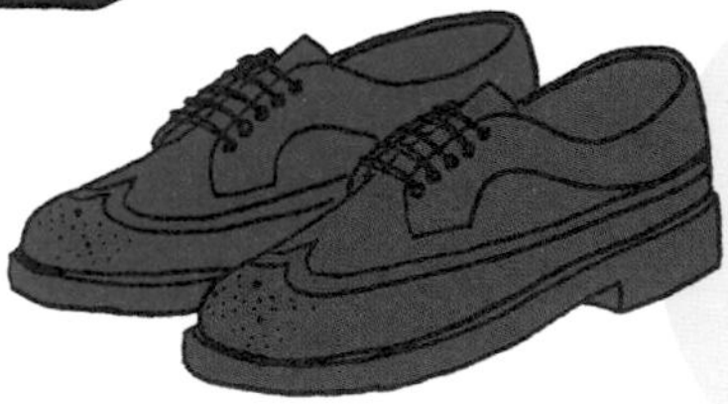

實際上也有人左右兩腳分別穿上深棕色與黑色的鞋子出門。

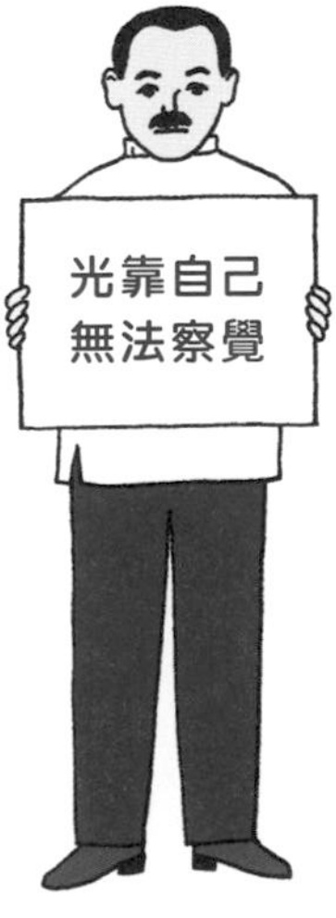

如果反覆發生上述的情形，最好要懷疑自己是否得了白內障。早一點的人大概在 **40** 歲左右，就會出現白內障的症狀。

白內障惡化後，會影響日常生活

當白內障越來越嚴重，水晶體的顏色就會漸漸變成棕色。這麼一來，眼前就好像套上了黃色或棕色的濾鏡一樣，結果就漸漸看不到藍色了。

要是白內障進展到這個階段，連日常生活也會產生不便。最可怕的就是會變得看不見瓦斯爐上的火焰。大家都知道，當瓦斯爐的火焰完全燃燒時，看起來是藍色的。可是，一旦罹患白內障、水晶體變成黃褐色後，就會吸收藍色調，使得眼睛看不見淡藍色的火焰。這麼一來，就會發生本來以為已經關掉的爐火其實還繼續燃燒的意外……，造成鍋子燒焦、甚至可能引起燙傷或火災。大部分的白內障都是隨著年齡增長而發生，因此健忘的症狀可能也會同時纏身。健忘再加上白內障，就會讓人忘了自己有點火、而且看不見火焰，造成雙重的損害。為了預防這樣的意外發生，好好治療眼睛也是很重要的一環。

POINT!

白內障會讓人無法用眼睛確認安全，使人身安全受到威脅。

若是漸漸看不清火焰，就要考慮動手術

通常以緩慢速度惡化的白內障會讓大部分人都難以察覺到自己的視力產生變化。不過，要是感覺最近好像看不清瓦斯爐的火焰，就是必須接受治療的時刻了。

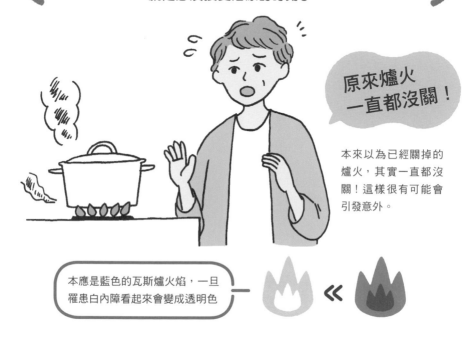

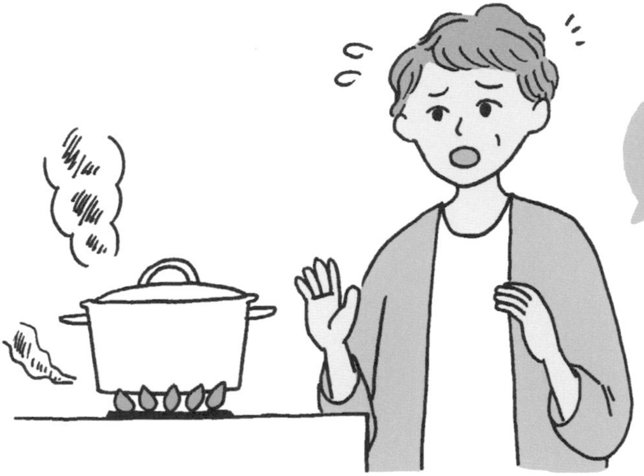

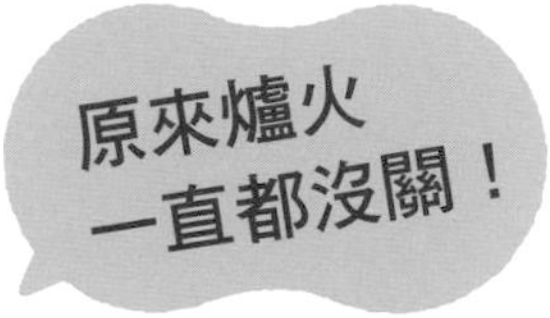

本來以為已經關掉的爐火，其實一直都沒關！這樣很有可能會引發意外。

本應是藍色的瓦斯爐火焰，一旦罹患白內障看起來會變成透明色

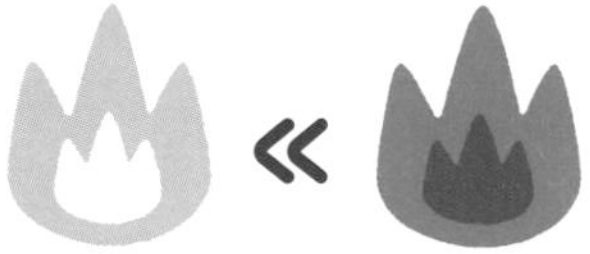

看世界的感覺會產生這樣的變化

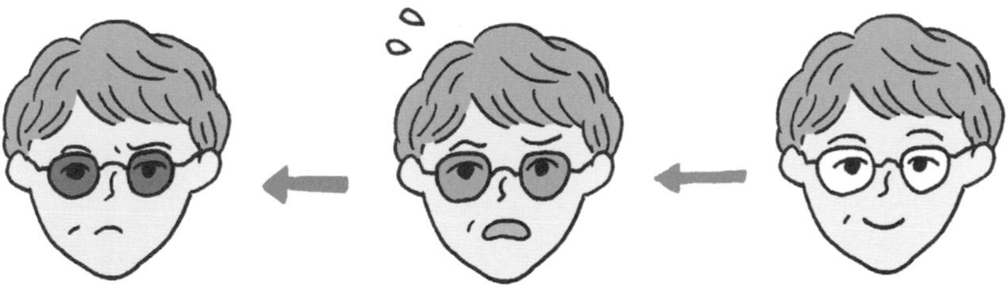

越來越嚴重後，就像是戴上了深棕色太陽眼鏡，讓人看不清真正的顏色。

漸漸地，感覺就好像戴上了棕色太陽眼鏡一樣。

一開始會像是透過淺黃色的濾鏡看世界。

一旦看不清楚，可能引發失智症或臥病在床

隨著年齡增長，有些人會認為眼睛變得有點看不清楚也是無可奈何、乾脆放棄，但這絕對是大錯特錯。從眼睛看見的資訊會傳送到大腦，由大腦處理這些資訊。不只是閱讀書籍或報紙而已，像是觀看電視、食物、景色等都是一樣，若是眼睛看到的資訊越來越少，大腦就會越來越衰退。通常這也是導致失智症的一大原因。

近年來，行動障礙症候群、肌少症、老年衰弱症等因為年齡增長而導致運動功能下滑與身心衰弱的症狀，掀起了大眾的討論。這些症狀其實跟視力都關聯甚深。要是眼睛看不清楚，就會開始擔心腳邊是否有障礙物、變得害怕走路，漸漸排斥外出，整天關在家裡，而運動不足又會導致肌力下滑，使整個人陷入惡性循環。若能透過白內障手術重見光明，外出這件事也會變得輕鬆許多，提升肌肉與骨骼的力量，便能預防因跌倒而骨折。高齡人士之所以會骨折，最大的原因就在於跌倒，因此，健康的人生取決於優良的視力，這句話一點都不為過。

POINT!

從視覺吸收的資訊會傳遞到大腦。

一旦看不見，就會引起肌少症、老年衰弱症。

視力一旦下滑，就會變老！

要是看不清楚，會讓人對任何事物都提不起勁，就連動動身體也會感到不安，變得成天關在家裡，引起失智症，甚至臥病在床。

據說大腦裡的資訊有 9 成都是從雙眼得知。一旦眼睛狀態變差，就會失去人生 9 成的樂趣。如此一來，大腦的運作也會下降，導致罹患失智症。反之，若能透過白內障手術恢復良好的視力，不僅能看清楚電視，也能讓人變得期待外出，使大腦活化，類似失智症的症狀也能獲得改善，這樣的例子並不少見。

電視跟報紙都看不清楚，要想事情也好麻煩！

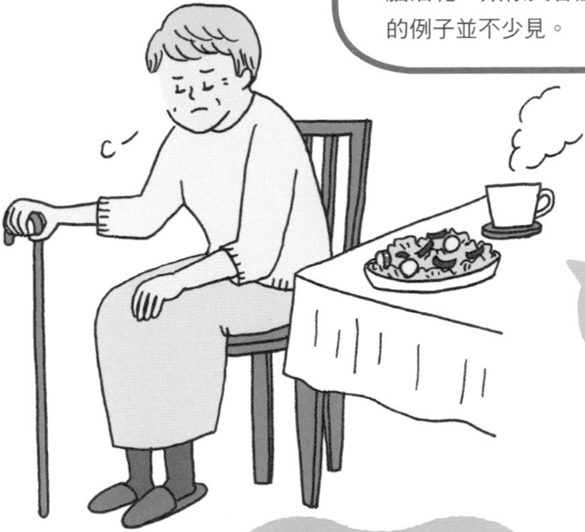

看不出來食物的美味，食慾也會下滑

看不到腳邊的情況，就連走路也會感到不安，讓人變得不想外出。

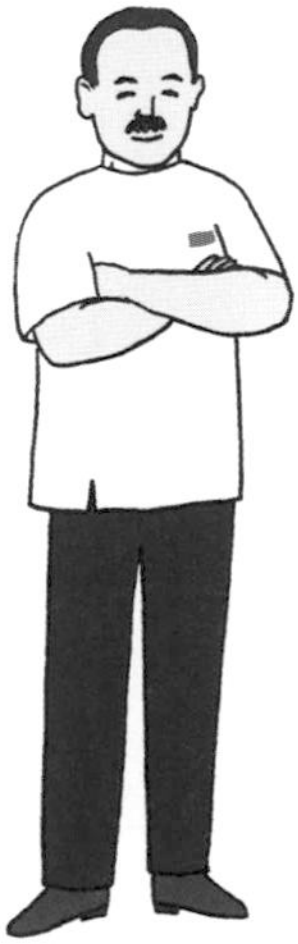

只要能看得清清楚楚，每天就會過得快樂 **100** 倍。有很多患者都透過治療眼睛變得更年輕喔！

白內障年輕化！40歲就必須開始留意

罹患白內障的主因是年齡增長導致水晶體變混濁，無法正常屈折光線，引發各式各樣的症狀。雖然年齡增長是最主要的原因，不過早一點的人也可能在40幾歲就出現白內障的症狀。由於現代人眼睛的負擔急遽增加，甚至有些人早在20～30幾歲就罹患了早發性白內障。

一旦水晶體變混濁、光線屈折產生異常，就會出現眩光、在暗處看不清楚、把物品看成2、3個等症狀。當白內障惡化後，水晶體就會漸漸變成棕色，就像是眼前套上了一層橘黃色濾鏡看世界，尤其會特別看不出藍色與紫色，視力也會隨之下滑。

要是到了晚上特別感覺視力不佳，車頭燈看起來非常刺眼、一片白茫茫的話，最重要的就是一定要及早接受眼睛的精密檢查。若是對白內障置之不理，很有可能會引起青光眼，絕對不可以等閒視之。

POINT!

絕對不能因為自己還年輕就覺得無所謂，一旦看不清楚，就會導致生活品質下滑。

只要感覺自己看不清楚，就要去眼科檢查

若是因為自己還年輕，就覺得不可能罹患白內障，這可是大錯特錯。
因智慧型手機使眼睛過度操勞、紫外線或因過敏而揉眼睛，
都有可能會引起早發性白內障。

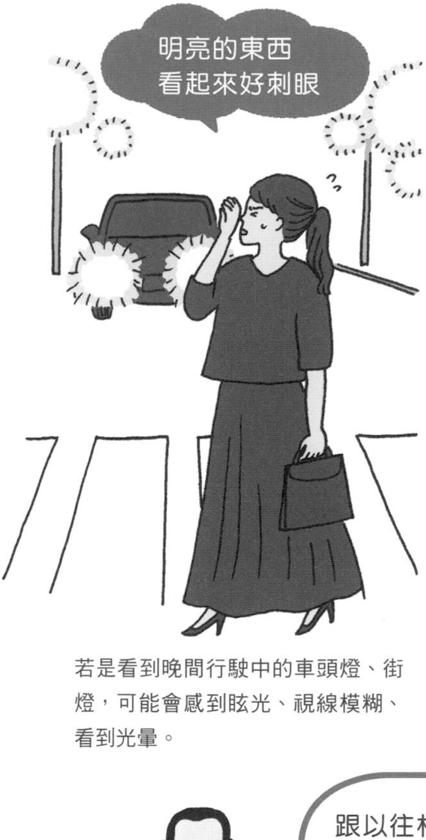
明亮的東西
看起來好刺眼

若是看到晚間行駛中的車頭燈、街燈，可能會感到眩光、視線模糊、看到光暈。

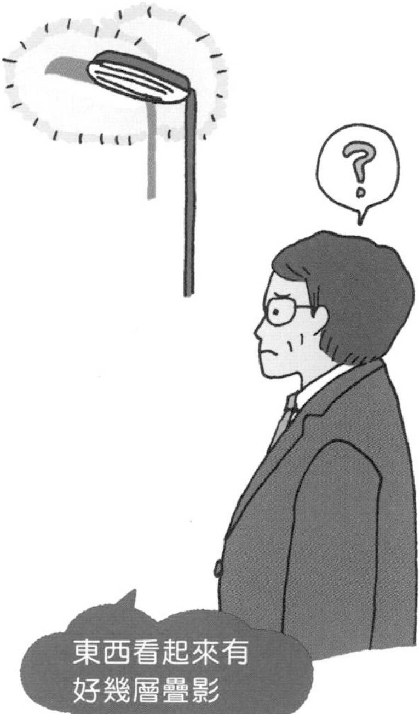
東西看起來有
好幾層疊影

東西看起來有 2、3 層疊影，也是典型的白內障症狀之一。

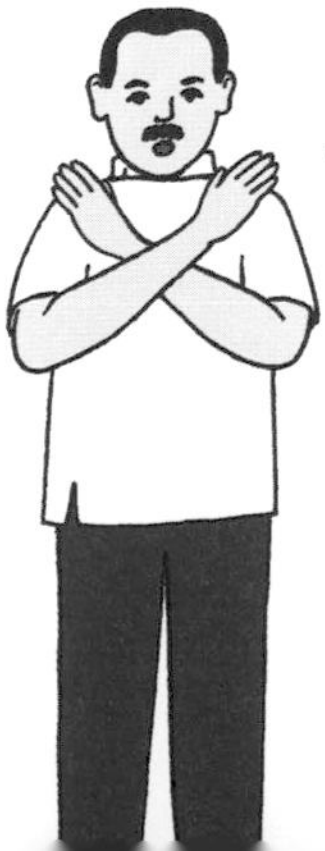

跟以往相比，現在年輕人罹患白內障、青光眼的情形越來越多。像是因為花粉症揉眼睛而導致眼睛受損，或是因為攝取過多食品添加物而引起代謝異常，都是可能罹患白內障的原因之一。有許多人都在 **20** 幾歲的時候就出現症狀，到了 **40** 歲確診罹患白內障。而且，白內障也可能會引發青光眼，所以絕對不能以為不想承認自己罹患白內障就沒事了。

即使外表看起來還年輕，眼睛也會先行老化

老化的原因在於氧化與糖化。雖然想要活下去非得要有氧氣不可，但就像鐵會生鏽一樣，人體細胞也會生鏽、變得鬆散脆弱。糖化同樣也是老化的原因之一，在近年來備受矚目。如果說氧化是身體生鏽了，那麼糖化就是身體燒焦了。具體而言，糖化就是構成身體的蛋白質與糖結合，產生糖化終產物（AGE），導致血管硬化、變脆弱的現象，是跟血糖值有密切關連的老化原因之一。

基本上，並不會只有一部分的身體老化，氧化或糖化都是在全身同時發生。就算是肌膚水嫩、肌肉紮實，外表看起來很年輕的人，也許眼睛以外的組織都還很年輕，不過，眼睛卻可能已經老化或患有疾病。無論是再怎麼狀態絕佳的人，只要到了40歲，眼睛的調節能力都會下滑，變得不容易看到近物，因為眼睛會比身體更早老化。

POINT!

若是感覺肌膚變得黯沉、乾燥，也必須確認眼睛的情況。

老化的原因在於氧化與糖化！眼睛也是一樣

細胞會因為活性氧而氧化或像是燒焦般糖化，
而逐漸老化，眼睛也是一樣。

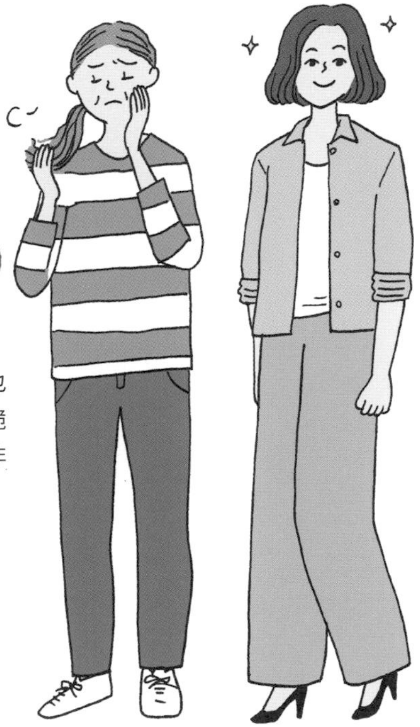

看起來顯老的人

若是肌膚黯沉、乾燥，髮絲也變得比較細，也許微血管已經變得很脆弱了。眼睛的健康也非常令人擔心。

看起來年輕的人

如果肌膚與髮絲看起來都很滋潤有光澤，那麼微血管的狀態應該也還很年輕！不過，千萬別忘了眼睛的老化會比身體快上許多！

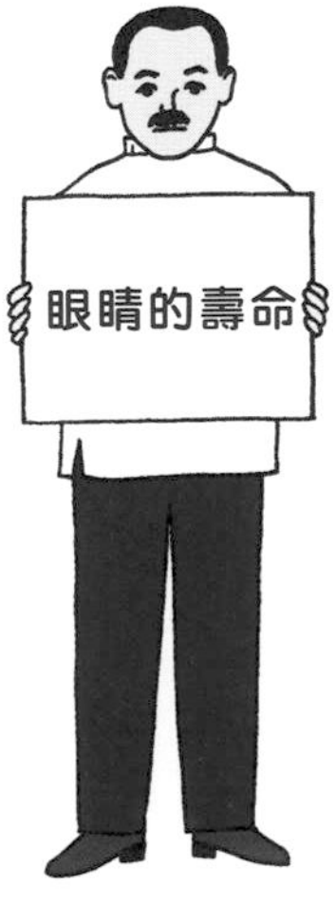

有許多人外表看起來還很年輕，但眼睛已經逐漸老化了。尤其是高度近視的人，由於眼軸是處於極端拉長的狀態，更容易罹患白內障、青光眼、視網膜剝離。尤其是糖尿病患者，更會在早期就出現眼部疾病。近年，有越來越多年輕人罹患白內障。如果因為自己還年輕，就以為不必這麼早就開始擔心的話，可是會後悔莫及喔！

大多數眼部疾病都起因於微血管的劣化

雖然只要提到血管，大家腦海中就會浮現動脈與靜脈，但實際上99%的血管都是微血管。負責將氧氣及營養傳送至全身細胞或回收並排出老廢物質的微血管，一旦阻塞、破裂，就會引發危機。年過60歲之後，體內的微血管會減少30%，眼睛的微血管也不例外。若是眼底的微血管破裂，就會引起眼底出血。一旦血液循環變差，氧氣便會不足，使得原本沒有血管的玻璃體與角膜都長出血管，以補充不足的氧氣。不過，這些新生血管不但脆弱、容易破裂，而且要是長在不正常的位置，也會引發危機。其中，最具代表性的就是糖尿病，糖尿病容易併發心血管疾病。當眼底微血管堵塞、破裂，就會引起糖尿病視網膜病變，最糟的情況甚至會導致失明。同樣的，腎臟的微血管要是變得脆弱，就會因為糖尿病腎病變而導致腎功能衰竭。下半身的微血管劣化，會導致下肢壞死，可能必須切除雙腿。由於能直接觀察到微血管的身體部位就只有眼睛而已，因此眼科醫師可說是微血管的專家。

POINT!

一定要保持微血管健康、維持血流順暢，不要製造出多餘的新生血管！

微血管的構造！

視網膜疾病也被稱為是血管的疾病，
眼睛與微血管的關聯就是如此密切。微血管的構造及功能如下。

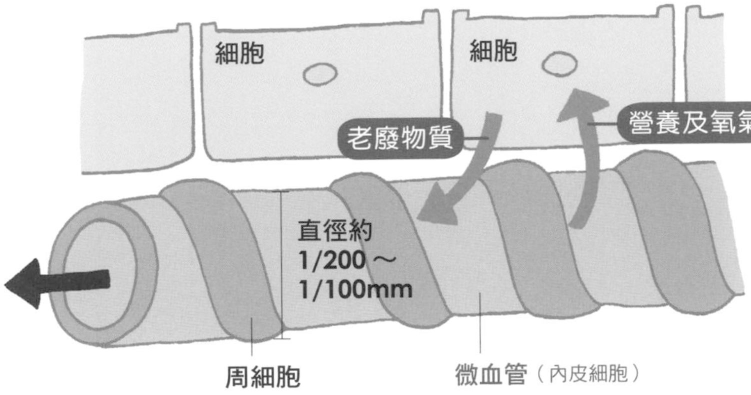

微血管與靜脈及動脈不同，是由內皮細胞相連形成的單層構造。微血管周圍繞有周細胞，具有收縮能力，可調整血流。從內皮細胞的縫隙將氧氣及營養傳送到身體組織，並回收老廢物質。

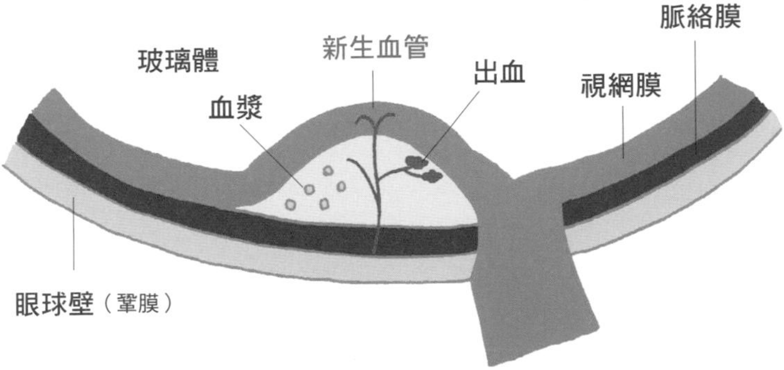

若是位於視網膜的微血管因糖尿病等原因而變得衰弱、阻塞的話，就會使得氧氣及營養的傳輸效率變差，為了補充氧氣及營養，就會長出新生血管。可是，新生血管非常脆弱、容易破裂，常是造成眼底出血的原因。

眼睛疲勞是由於調整焦距的肌肉緊繃所致

大家想必都聽過用眼過度、眼睛疲勞等詞語。這是因為持續看近物的關係，使得負責調整視力的睫狀肌長期維持緊繃狀態，造成視線模糊、無法看遠，眼睛深處感到刺痛等眼睛不適。若是用眼過度造成不適，稍作休息就能改善。但要是這樣的狀態長期持續，就會自覺到有近視、散光的情況，或疲勞遲遲無法消除、倦怠、提不起勁、心情憂鬱等，引起全身不適的情況不在少數，千萬不可以小看眼睛疲勞。

Part2將會介紹解決眼睛疲勞的方法，不過，不要輕易依賴眼藥水、先改善用眼方式才是最重要的關鍵。像是縮短使用手機的時間，在使用電腦工作時，每隔一段時間就要休息一下，閉起雙眼，再看看遠方的山巒或大樓等，才能讓睫狀肌從過度緊繃的狀態獲得舒緩。

POINT!

一旦負責調整視力的睫狀肌變僵硬，不只雙眼不舒服、還可能有各種不適症狀。

因調整視力的肌肉緊繃造成的不適

眼睛疲勞是因為長時間看近、凝視近物，使得負責調整焦距的睫狀肌長時間維持緊繃狀態所引起。

CHECK!

- 眼睛深處疼痛 ☑
- 眼睛癢 ☐
- 眼睛發熱 ☐
- 眼睛乾燥 ☐
- 流眼淚 ☐
- 眼瞼痙攣 ☐
- 眼皮沉重 ☐
- 眼睛泛紅充血 ☐

→

肩頸僵硬
頭痛
視力下滑
想吐

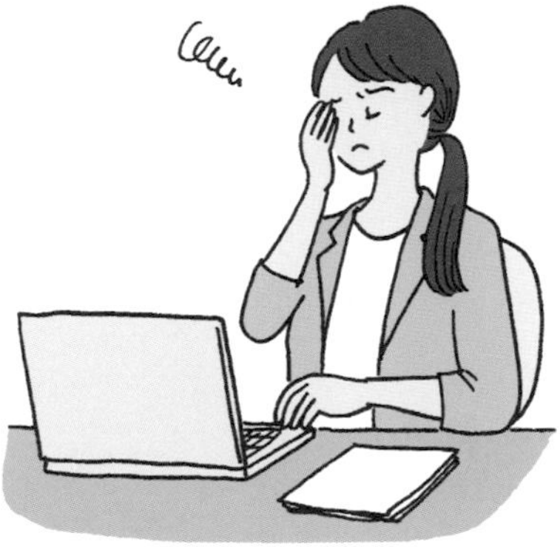

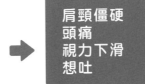

長時間用電腦工作或凝視手機，都會讓眼睛持續在近處對焦，使得睫狀肌長時維持緊繃狀態、造成負擔，導致睫狀肌變得僵硬。

眼睛疲勞的原因

「看近處時」

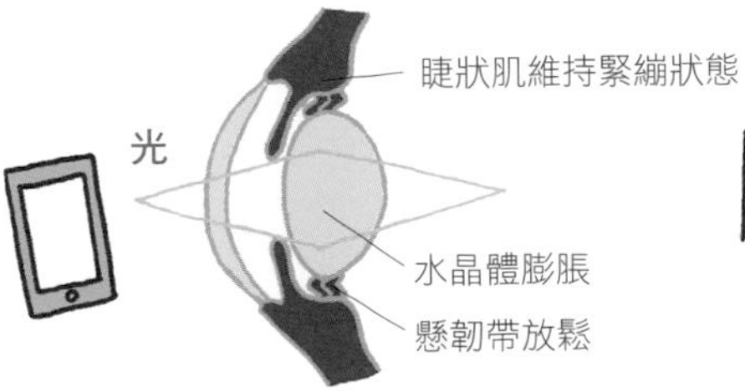

在極近距離凝視手機時，睫狀肌會維持緊繃狀態、懸韌帶放鬆，水晶體則會藉由彈性變得膨脹、使屈光度變強。

「看遠處時」

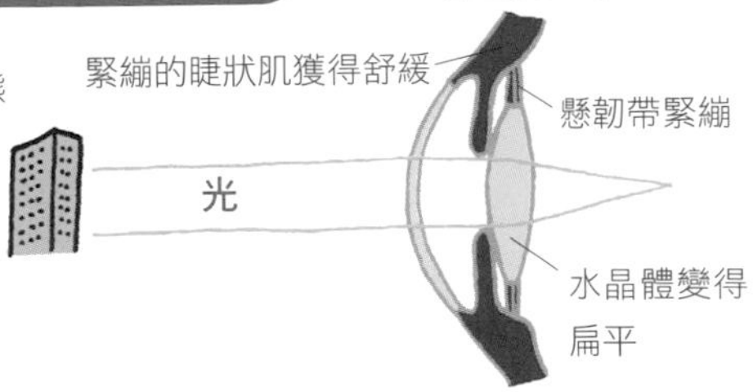

看遠處時，負責對焦的睫狀肌可以獲得舒緩，使懸韌帶變得緊繃。被懸韌帶拉扯的水晶體變能因而獲得伸展，變得扁平，使屈折光線的效果變弱。

近視、遠視、老花都是視力調節產生障礙

由角膜及水晶體屈折的光線，在視網膜上聚焦成影像，才能讓人清晰地看到眼前的物體。如果是近視的話，影像會聚焦在視網膜前方，令遠處的物品看起來變得模糊。近視大多數都是因為眼球的長度（深度＝眼軸）變長，被稱之為軸性近視。一旦眼軸變長，就無法再恢復原本的長度。目前已經證實，若在成長期沒有曬到適量的陽光，眼睛就會變得太軟，眼壓就會使得眼軸變長。為了預防小孩罹患近視，最重要的就是要多到戶外玩耍、運動。因為適度的紫外線可以讓眼球的膠原纖維變粗、變硬，增強眼睛的強韌度，也能預防眼壓導致眼球拉長。而遠視則是因為眼軸太短，使得影像聚焦在視網膜後方，讓人難以看到近物。雖然老花眼也一樣會變得看不清楚近物，不過這是因為年齡增長導致水晶體變硬、導致屈折力下滑，因此跟遠視的原因並不相同。雖然有些近視患者會以為自己還看得到近物，所以不是老花眼，不過，其實調節力下滑的老花眼也會找上近視眼患者喔！

POINT!

造成近視與遠視的主因是眼球長度，
老花眼是水晶體彈性下滑產生的老化現象。

看不到遠方、看不見近物……

近視會讓人看不到遠方、遠視會讓人看不到近物，
散光則是因角膜及水晶體歪斜而引起。
老花眼則是因為調節功能下滑所引起，尤其會讓人難以看見近物。

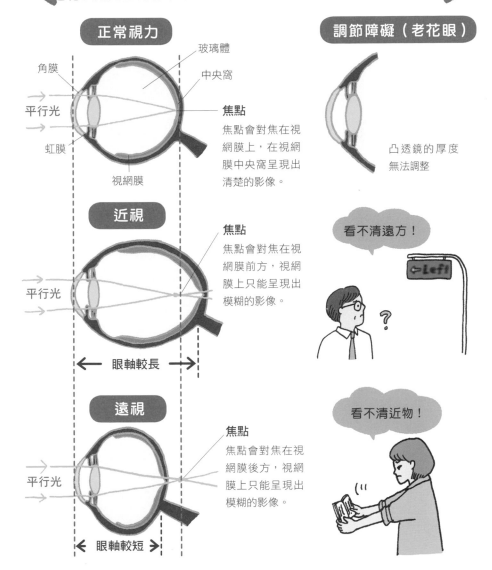

正常視力

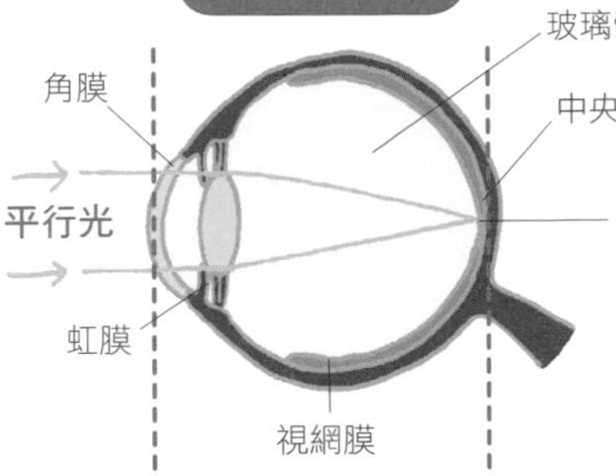

焦點

焦點會對焦在視網膜上，在視網膜中央窩呈現出清楚的影像。

調節障礙（老花眼）

凸透鏡的厚度無法調整

近視

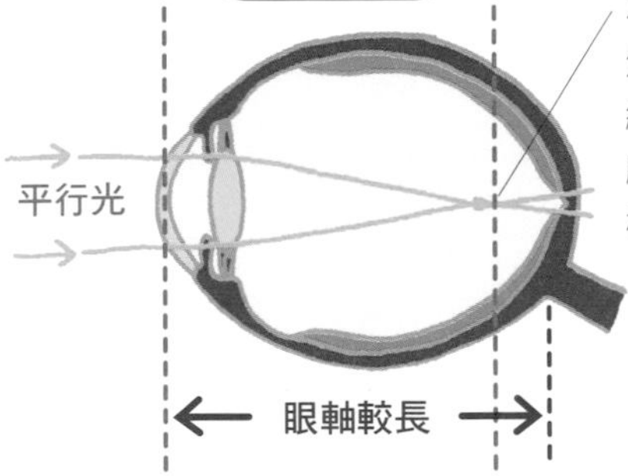

焦點

焦點會對焦在視網膜前方，視網膜上只能呈現出模糊的影像。

遠視

焦點

焦點會對焦在視網膜後方，視網膜上只能呈現出模糊的影像。

千萬不可以小看直射的陽光！

比起白人，亞洲人的虹膜顏色較深，更容易產生眩光的情形。不過，紫外線卻會對眼睛造成超乎想像的不良影響。戴上適合的太陽眼鏡，對於延長眼睛壽命是非常重要的一環。雖然有些人會因為戴上太陽眼鏡感覺好像在耍帥而不好意思配戴，但為了預防罹患因紫外線造成的白內障、黃斑部病變，還是必須戴上太陽眼鏡當作防衛的武器。

大家可能都會誤以為要選擇深色的太陽眼鏡，才能更有效地對抗有害的紫外線，不過事實上並非如此。假設不論前往雪山這種特殊場合，在一般場合下，戴上深色太陽眼鏡會使視線變得很暗，為了在這樣的狀態下捕捉光線，瞳孔會放大，這麼一來，從太陽眼鏡與臉部之間隙縫竄入的紫外線，就會從張大的瞳孔中長驅直入，對雙眼造成傷害。如果是能吸收紫外線與藍紫色光線的淡黃色太陽眼鏡，就不會讓視線變得太暗，瞳孔便不會放大太多，從側面反射進來的光線也比較不容易進入雙眼。黃色或淡棕色的太陽眼鏡更能守護雙眼，這點請大家一定要記住。

POINT!

配戴能過濾紫外線的太陽眼鏡才能避免眼睛受到損傷。

用太陽眼鏡與遮陽用品抵禦紫外線

就算只是走在街上，紫外線依然無孔不入。千萬不要不好意思，大方戴上太陽眼鏡吧！現在就要告訴大家正確選擇太陽眼鏡的訣竅！

走在街上

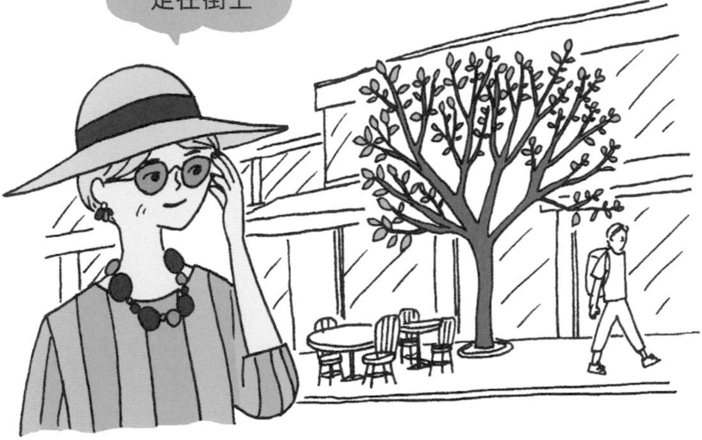

走在街上時建議可配戴淺黃色系的太陽眼鏡，阻擋紫外線與藍紫色光線！

紫外線強的戶外

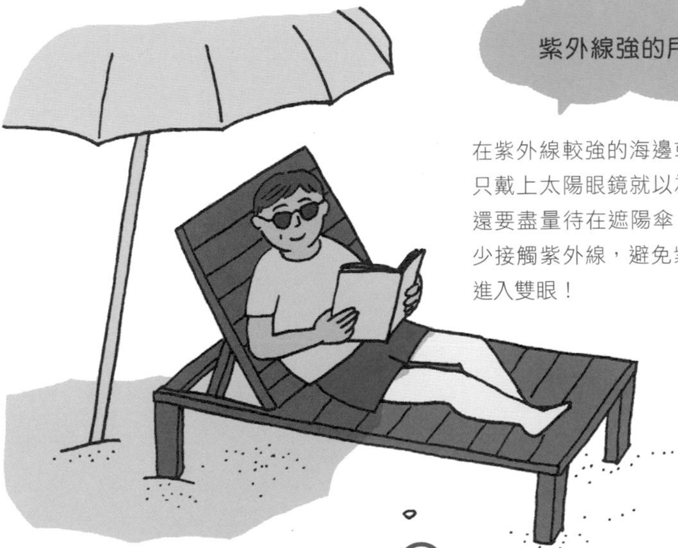

在紫外線較強的海邊或山上，不要只戴上太陽眼鏡就以為沒問題了，還要盡量待在遮陽傘、樹蔭下，減少接觸紫外線，避免紫外線從側邊進入雙眼！

這世上絕對沒有對眼睛有益的隱形眼鏡！

近視患者主要都是以配戴眼鏡或隱形眼鏡的方式調整視力。雖然戴上眼鏡非常方便、安全性也很高，不過戴上眼鏡可能會有點麻煩，而且在外表上也沒有像隱形眼鏡那麼自然。如果是健康的雙眼，配戴隱形眼鏡是沒問題的。

不過，希望大家要知道，無論是再怎麼好的隱形眼鏡，都不可能供給雙眼１００％的氧氣，而且也完全沒有保護眼睛的效果。有些人可能會以為「好的隱形眼鏡」真的能保護眼睛，但其實是大錯特錯。

一旦戴上隱形眼鏡，鈣質與蛋白質就會附著於隱形眼鏡，使得透氧率降低，導致角膜缺氧，更會使得眼睛容易變乾。請大家在選購前，要先了解硬式隱形眼鏡與軟式隱形眼鏡各自的優缺點後，再決定要使用哪一種隱形眼鏡。無論是哪一種隱形眼鏡，一天最多都只能配戴8小時，其餘時間則請使用眼鏡。若是發生疼痛或泛紅等異狀，一定要立即前往眼科就診！

POINT!

了解隱形眼鏡的缺點，並遵守配戴時間。

交替使用隱形眼鏡與眼鏡

無論是透氧率再高的隱形眼鏡，都還是會造成眼睛的負擔。隱形眼鏡一天只能配戴 8 小時左右，其餘時間就使用眼鏡吧！

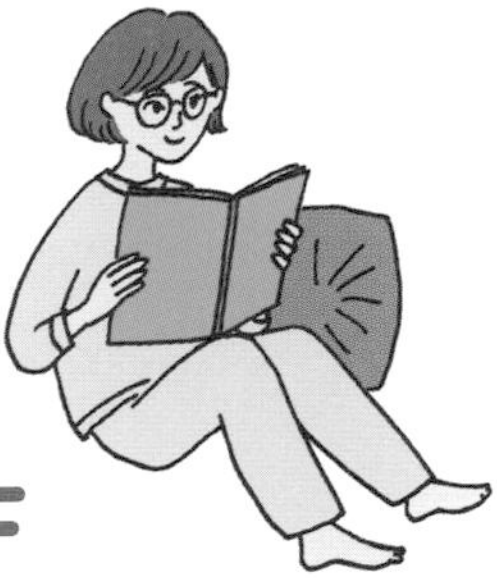

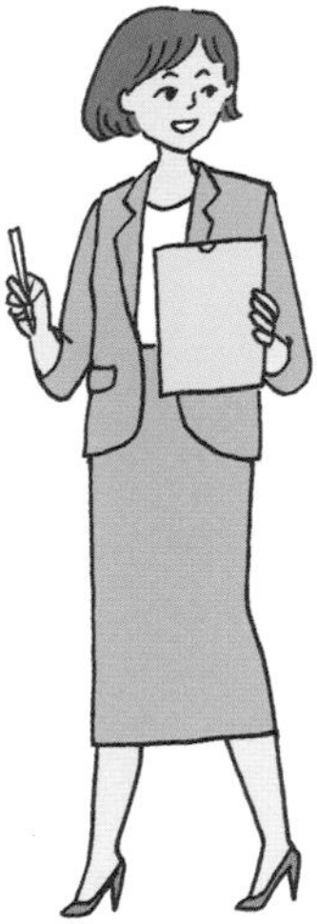

OFF

回家後就摘下隱形眼鏡，換上眼鏡吧！這麼做就可以預防眼睛缺氧。眼鏡的度數則要配合生活習慣（請參考第 102 頁）。

ON

工作場合、戶外活動、運動等情況下，配戴隱形眼鏡會比較方便的話，則可以配戴隱形眼鏡。

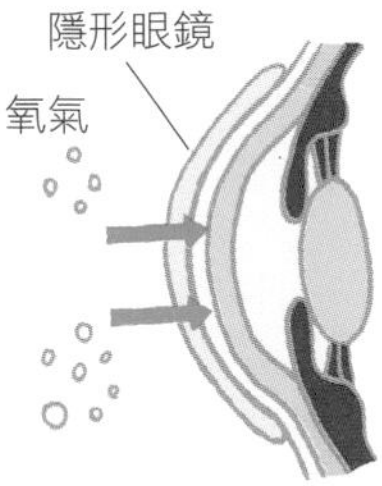

軟式隱形眼鏡

軟式隱形眼鏡幾乎覆蓋住整個角膜，淚液交換率較少，因此氧氣幾乎是透過隱形眼鏡提供。

〔優點〕**異樣感較小**
〔缺點〕**難以察覺角膜受傷或疼痛等異狀**

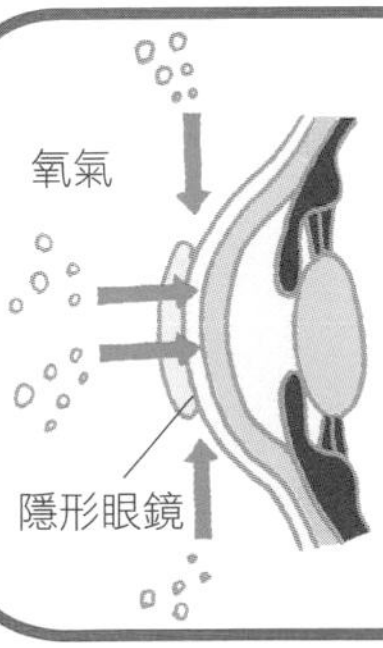

硬式隱形眼鏡

硬式隱形眼鏡可以說是浮在角膜中央的狀態，淚液交換率較高，氧氣可以透過淚水供給給雙眼。

〔優點〕**氧氣比較能送達雙眼**
〔缺點〕**異樣感較強，難以配戴。容易脫落，因此不適合在激烈運動時配戴。**

因過敏而引起的眼部疾病日益增加

眼睛是極為細緻的組織，外層卻沒有任何防護、直接暴露在外，因此也很容易因為受到外界刺激而受傷。最近有越來越多人因為花粉症或異位性皮膚炎的搔癢情形，搔抓、拍打、摩擦眼睛或眼睛周圍，這些施加在眼睛上的力量都會引起白內障或視網膜剝離等疾病。尤其是患有異位性皮膚炎的人，就算沒有直接接觸眼睛，也會因為強力摩擦、搔抓而使得角膜、水晶體、視網膜承受力量，引起白內障、視網膜剝離、裂孔性視網膜剝離、圓錐角膜（角膜變形）等疾病。此外，用來抑制過敏症狀的類固醇治療，也可能會引起眼壓上升與白內障。

一旦引起視網膜剝離，剛開始會覺得眼前彷彿有黑影在晃動，物品看起來歪斜扭曲，視野缺損。一旦時間拖得太久，視網膜剝離就會變得難以治療，所以最重要的就是一定要盡早前往眼科就診。若是裂孔性視網膜剝離，則可以藉由最近的玻璃體手術來治療。

POINT!

無意識地接觸眼睛及眼睛周圍，會帶來可能造成眼底視網膜剝落的強烈刺激。

搔抓眼睛會傷害細緻的眼睛

忍耐住不去搔癢是很難受的一件事。但無意識地接觸、搔抓眼周，會造成眼睛組織的損傷，一定要多加留意。

引起眼睛癢的原因

- 花粉症
- 眼睛周圍的異位性皮膚炎
- 肌膚乾燥等

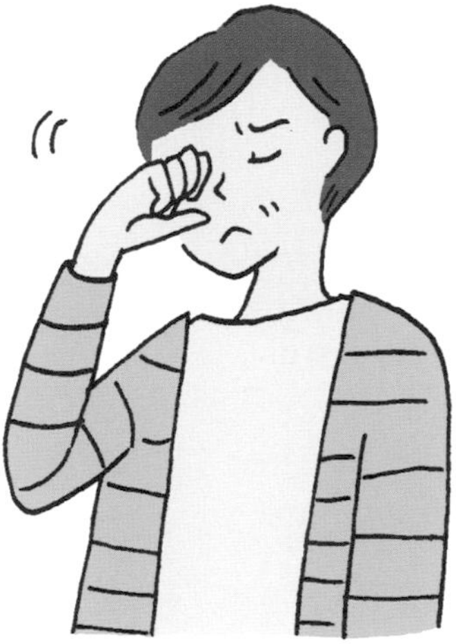

搔抓眼睛周圍的肌膚，會產生物理性的刺激，引起白內障、視網膜剝離、圓錐角膜等疾病！雖然搔癢 1 次所帶來的刺激很少，但頻繁搔抓就會讓損傷積少成多。

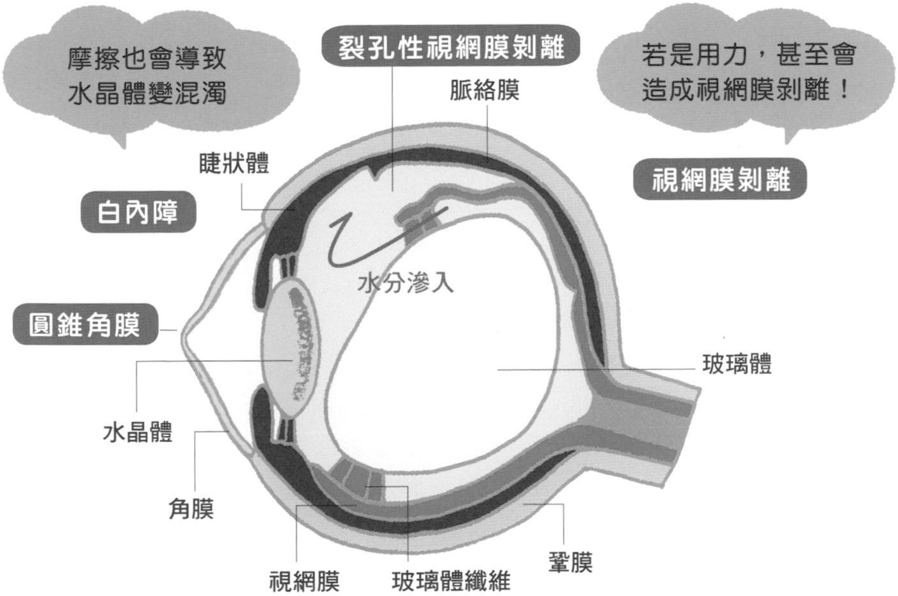

近在身邊的眼部疾病！一旦出現徵兆就要前往眼科就診

飛蚊症

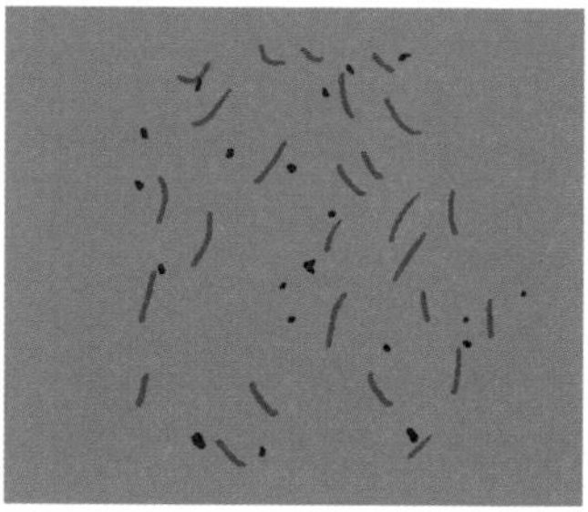

在視野中若是出現彷彿黑蟲或灰塵般的移動物體，當視線移動時，這些物體也會一起跟著移動的話，就有可能是罹患了飛蚊症。當撐滿眼球的凝膠狀玻璃體歪斜扭曲、或是變得混濁後，其中的影子就會投影在視網膜上，看起來就像是灰塵一樣。隨著年齡增長，玻璃體會逐漸萎縮，可能會從視網膜上剝離；這也是視網膜剝離的初期症狀之一，要是覺得不對勁，就要前往眼科就診確認。

閃輝性暗點

所謂的閃輝性暗點，是指在視野中突然出現像閃電一樣強烈刺眼的光線；這也是偏頭痛的前兆之一。閃電的大小每次都不一定，可能會持續好幾分鐘到 1 個小時左右，大部分情況下都會自然消失。若閃輝性暗點伴隨著偏頭痛出現，大多數是因為大腦血管收縮的緣故，不過，也有少數情形是腦血栓、腦中風、腦瘤等腦部疾病。因此，若是前往眼科就診後發現並不是眼睛問題的話，則建議前往神經內科接受檢查。

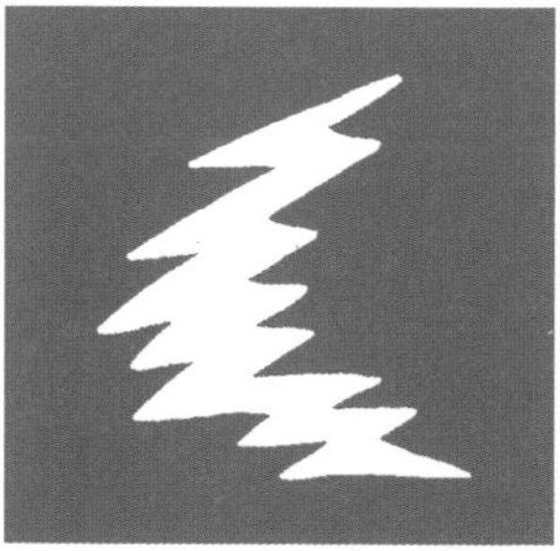

光視症

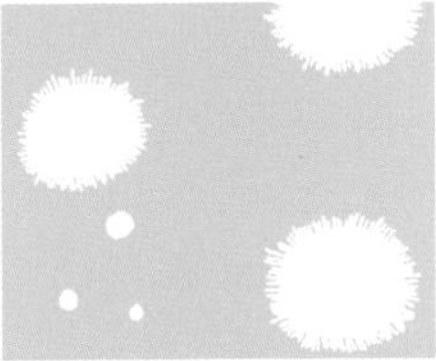

視野中要是出現一閃一閃的光點，就很可能是撐滿眼球的玻璃體萎縮、液化後，從視網膜上剝離（後玻璃體剝離）的症狀，剝離之後閃光會消失便是最明顯的特徵。同時也可能會出現視網膜破裂（裂孔性視網膜剝離）、視網膜從眼底剝離（視網膜剝離）等疾病，一定要前往精通玻璃體手術的眼科就診。

眼瞼下垂

眼瞼下垂大部分是因為年齡增長等因素，造成支撐眼瞼的肌肉鬆弛所引起，一旦症狀惡化，下垂的眼瞼會遮蓋眼球，讓人難以看見外物，外表看起來總是昏昏沉沉、表情呆滯。若是眼瞼下垂的情形會引起生活上的不便，可以藉由提瞼肌手術來拉抬眼瞼，建議先前往眼科就診，請醫師確認症狀。

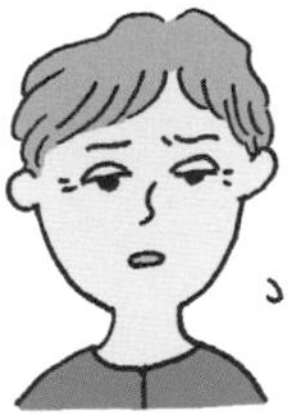

結膜炎

覆蓋在白眼球與眼瞼內側的結膜微血管充血、發炎的狀態，被稱之為結膜炎。結膜炎有分為細菌性、病毒性與過敏性，可能是因為乾燥、藥物、髒污進入眼睛，或是受到外傷所引起。

角膜炎、角膜受傷

位於眼睛最外層的角膜若是受傷，就會引起發炎，也可能因細菌或病毒在角膜繁殖，導致感染。大多數的情況都是隱形眼鏡不乾淨、長時間配戴隱形眼鏡，造成角膜受傷，必須及早前往眼科就診。

專欄

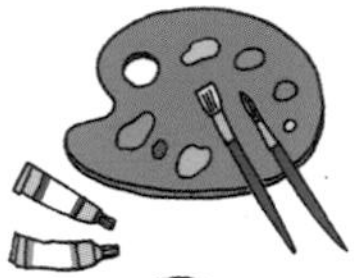

01

透過名畫看出畫家們的視角與眼部疾病

對畫家而言，眼睛是最重要的器官。以「睡蓮」廣為人知的莫內，在 60 歲時尚能忠實描繪出自然的色彩與光線，但到了 80 歲後，畫作的色澤便轉為陰暗的茶棕色、描繪的景物也變形了，這就是典型的白內障症狀。就算他動了白內障手術，但因為當時還沒有人工水晶體，只能戴上厚重的眼鏡，在水晶體尚有殘留混濁的情形下，他沒辦法看清楚眼前的事物，於是留下了筆觸粗略的睡蓮畫作。

善於描繪母子之愛的女性畫家馬麗．卡薩特，由於罹患了糖尿病與白內障，儘管動了手術卻還是失明了。她的戀人愛德加．竇加是一位擅長描繪芭蕾舞者的畫家，則是罹患了視網膜色素病變，早年他擅長描繪細緻的具象繪畫，後來受到眼疾的影響，視野變得越來越窄、視力越來越差，則轉為創作粉彩畫，到了晚年失明之後，只能利用雙手創作黏土雕塑。另外，創作「吶喊」的孟克，則是因為玻璃體出血，有一段時間雙眼看不見，導致他無法作畫。而梵谷則是因為服用當時用來治療精神疾病的毛地黃而中毒，罹患了會將所有物品都看成黃色的「黃視症」，讓他畫出了在黃色世界中發現的向日葵。

所以我們可以得知，其實名畫與畫家的眼部疾病有著非常密切的關聯。

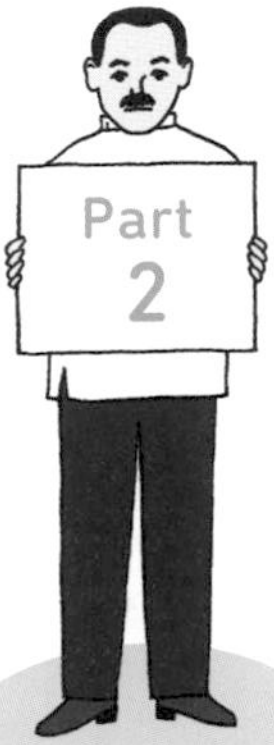

有益眼睛健康的生活方式

眼睛所承受的負擔每天都持續增加，
只要養成良好的生活習慣，就能稍微獲得減緩。
讓眼睛多休息、保護眼睛，進而提升生活品質吧！

眼球體操是會導致視網膜剝離的最壞習慣

雖然市面上有提倡轉動眼球、進行眼球體操來改善眼睛健康的書籍，但身為眼科醫師的我，卻對這個提議感到目瞪口呆，甚至認為這會對眼睛帶來更大的危機。根本不是眼科醫師的人，卻敢建議大家像鍛鍊大腿肌肉跟腹肌一樣鍛鍊眼部肌肉，我認為這就是最大的問題所在。眼球是身體中最複雜也最細緻的組織，可說是跟大腦並無二致。激烈晃動幼兒的頭部會引起大腦受損，眼睛也是一樣，若是動作過於激烈也會發生損傷。占了眼球大部分的玻璃體，是由膠原纖維構成玻璃體支架，固定視網膜。長大成人後，玻璃體會慢慢收縮變小，要是激烈晃動眼球，會導致玻璃體搖晃，使得支撐在視網膜上的玻璃體纖維受到拉扯，導致視網膜破裂，水分會流進視網膜下方，引起視網膜剝離。

目前已經有非常多人因為進行眼球體操導致視網膜剝離，來我的診所動手術了。請大家千萬不要盲從沒有根據的健康保健法，要是喪失了視力，絕對得不償失。

POINT!

一旦對細緻的眼部組織造成負擔，很容易導致視網膜等破裂。

嚴禁眼球體操！是造成視網膜剝離的最大原因

劇烈地左右移動眼球、硬是轉動眼球等，
這些所謂的眼球體操，會對眼部組織造成極大的負擔。

眼球體操會搖晃玻璃體，甚至可能造成視網膜破裂

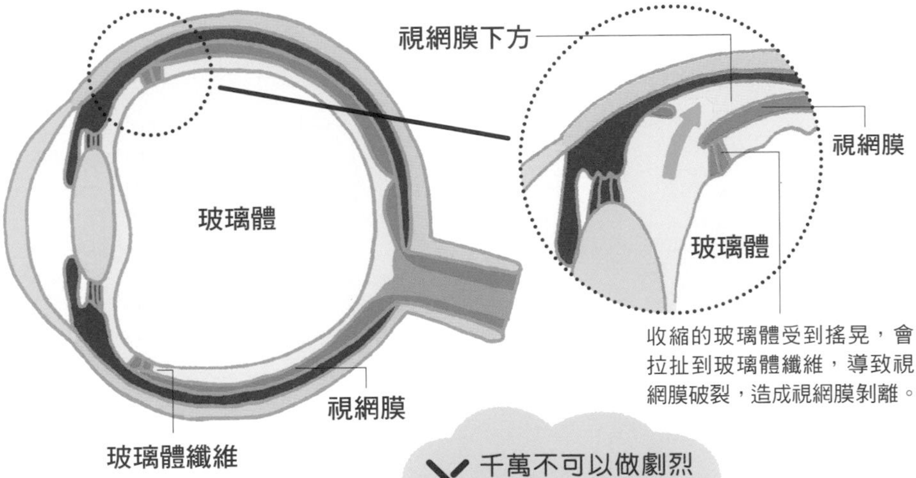

收縮的玻璃體受到搖晃，會拉扯到玻璃體纖維，導致視網膜破裂，造成視網膜剝離。

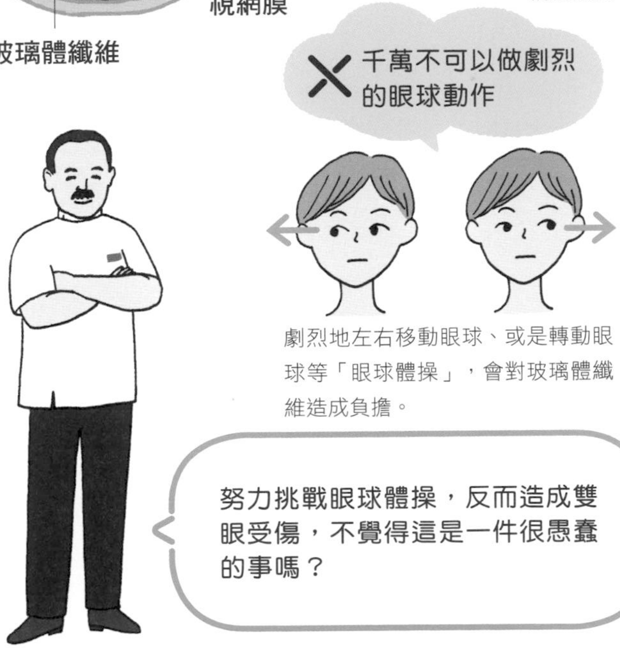

劇烈地左右移動眼球、或是轉動眼球等「眼球體操」，會對玻璃體纖維造成負擔。

努力挑戰眼球體操，反而造成雙眼受傷，不覺得這是一件很愚蠢的事嗎？

千萬不要相信毫無根據的眼睛保健法

越來越多人希望想辦法解決自己的近視、眼睛疲勞及不適等問題，因此坊間出現了許多眼睛的簡易保健法。不過，若是從醫學的角度來看，這些方法其實都毫無效果。像是標榜只要戴上就能改善近視與老花的多孔洞洞眼鏡，事實上只是讓近視與老花的人瞇起雙眼，感覺起來好像比較看得清楚一點而已。戴上這種眼鏡不可能治好近視與老花眼，跟瞇起雙眼不可能治好近視與老花是一樣的道理。此外，標榜看某些特殊圖案或遠景風景照，就可以改善眼睛視力的說法，也是胡說八道。就算是遠景照片，實際上與眼睛的距離也頂多只有40公分，無法讓負責調整視力的肌肉獲得舒緩放鬆。還有一些標榜能改善視力的3D圖案也一樣無效。用左右兩眼觀看不同角度的物品，讓大腦產生錯覺、以為自己彷彿看到一個畫像的「錯視」現象，會讓眼部神經與大腦都感到疲憊。大家應該也曾在觀賞3D立體電影後感到非常疲憊吧！要是隨便被坊間所謂的簡單保健法牽著鼻子走，只會對眼睛健康造成損害。

POINT!

無論是多孔洞洞眼鏡或所謂有益雙眼的圖片不僅毫無根據、還會造成傷害！

簡易的健康小道具對眼睛並無益處

從眼科專科醫師的觀點來分析，這些道具究竟對眼睛有沒有益處。如果是有根據的自我保養法、且也能確實見效的話，就值得嘗試看看。

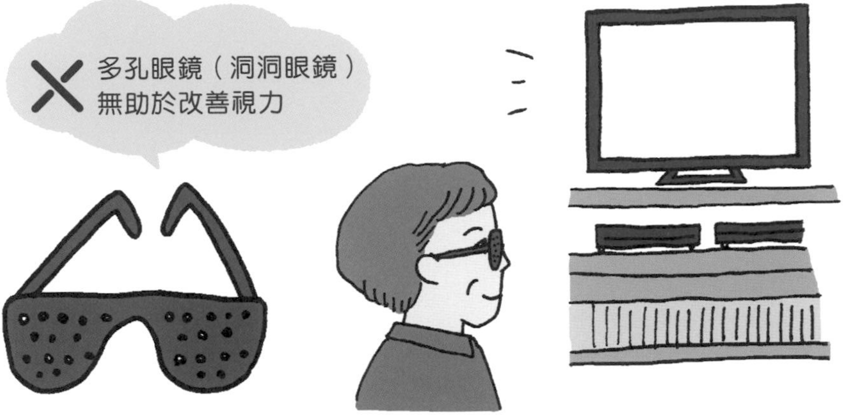

為什麼透過細小的孔洞來觀看物品，會感覺到眼睛好像看得比較清楚呢？這就跟近視與老花的人瞇起雙眼，會看得比較清楚的道理一樣。不可能改善眼睛，也毫無治療功效！

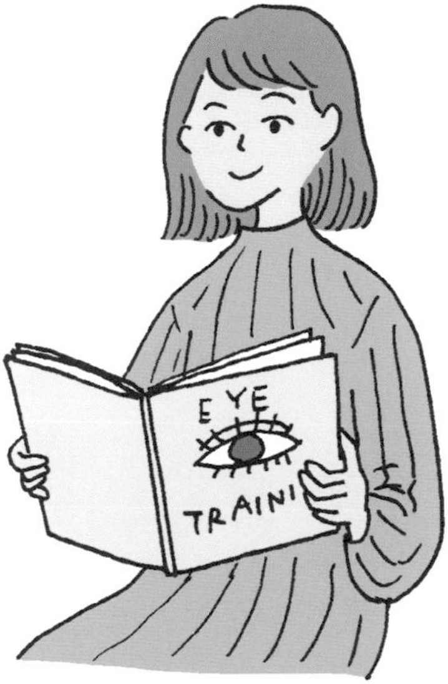

✕ 這世上沒有所謂只要看看就能改善視力的圖畫

標榜只要看看就能改善視力、治療近視與老花的照片、圖畫、3D 圖案等，站在醫學的角度上來看也全都毫無根據。就算是遠景風景照，拿在手上的距離也還是很近，不可能帶來彷彿眺望遠方的放鬆效果。而所謂的 3D 圖案則是利用錯視效果產生錯覺，反而會讓眼睛更疲憊，造成不良影響。

絕對不可以清洗眼睛！請大家珍惜淚水

睜開的雙眼會直接接觸到外界，是一種非常細緻的器官，能保護眼睛的就只有淚水而已。淚水是由油脂層、水液層與黏液層所構成（請參考第27頁），藉由這3層構造保持角膜的透明與平滑。若是將這種3層構造洗掉，就好像卸下頭蓋骨、讓大腦直接暴露在外一樣危險。清洗眼睛就是這麼危險的一件事。除了利用游泳池旁洗眼器清洗眼睛的習慣之外，市面上甚至推出為對付花粉症，而將洗眼液裝入杯中來清洗眼睛的產品，更讓人覺得荒謬無比。特地沖洗掉最重要的淚水，反而使用根本不可能是無菌的自來水或洗眼液來清洗眼睛，完全是有百害而無一利。只有在異物或藥物進入雙眼時，才有必要清洗眼睛。游泳時請配戴泳鏡，擔心花粉症，則請戴上防塵眼鏡。可能會造成瞼板腺堵塞的眼影，也請盡量少用為妙。若是長時間配戴隱形眼鏡，會使淚水的氧氣不足，導致角膜受傷，因此配戴隱形眼鏡的時間也必須控制在8小時以內。保持正常的淚水層，就是保護角膜的最佳對策。

POINT!

淚水是最重要的眼睛保護層，千萬不要用自來水或洗眼液洗掉珍貴淚水。

就算洗了眼睛也不會變乾淨！

在游泳後用自來水清洗雙眼、或是使用市售的洗眼液等行為，不僅會洗去保護眼睛的珍貴淚水，還會造成許多不良影響。

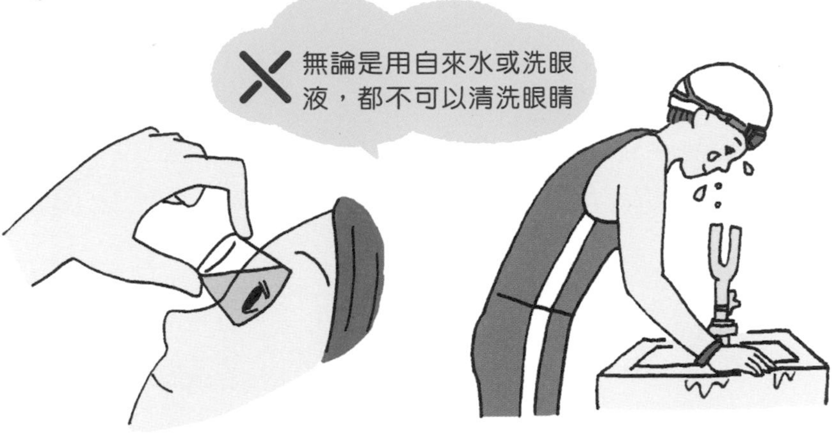

洗眼液會洗去最重要的眼部油脂與保護角膜的黏液層。而且若是重複使用洗眼杯，反而還會為眼睛帶來髒污。

自來水並非無菌狀態，而且還含有氯，用來清洗雙眼絕對不可能帶來清潔效果。

真的很髒喔！
擔心灰塵或花粉，請配戴眼鏡來抵禦！畫上會沾染到眼睛的眼部彩妝，更是自殺行為喔！

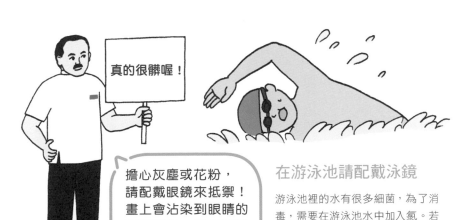

在游泳池請配戴泳鏡

游泳池裡的水有很多細菌，為了消毒，需要在游泳池水中加入氯。若是直接在游泳池中睜開雙眼，不僅會讓細菌進入眼睛，還會使角膜細胞受到損傷。

多攝取能護眼、富含葉黃素及玉米黃素的蔬菜

說到對眼睛有益的食材，大家可能都會立刻聯想到藍莓，但事實上真正有效的是類胡蘿蔔素這種色素。若要預防先進國家引起失明的首要原因老年性黃斑部病變，最重要的則是葉黃素與玉米黃素這2種黃色色素。黃綠色蔬菜中的黃色色素含量非常豐富，只要攝取黃綠色蔬菜，色素就能集中到黃斑部。這些黃色色素具有強效的抗氧化作用，不僅能除去活性氧，還能吸收短波長的藍光，保護視網膜。

電腦與手機是現代生活的必需品。但是這兩者的LED光源都是屬於短波長的藍光，容易引起視網膜損傷。此外，現在室內照明與車燈都漸漸改用LED燈，10幾歲的年輕人，到了40歲左右黃斑部損傷的加劇可想而知，以後患有老年性黃斑部病變等視網膜疾病的病患只會越來越多，真令人擔心。請大家多多攝取葉黃素與玉米黃素，並搭配維生素C、維生素E一起攝取。此外，薑黃也能發揮保護眼睛的功效。請大家利用飲食來保護雙眼！

POINT!

從紅色到黃色的色素成分對眼睛很有益處，其中以葉黃素與玉米黃素的功效居冠。

眼睛的構造

**想要表達眼睛哪裡不舒服、或聆聽醫師說明時，
要是不清楚眼睛構造的話就麻煩了。先記住眼睛的構造及功能吧！**

含有豐富葉黃素的蔬菜

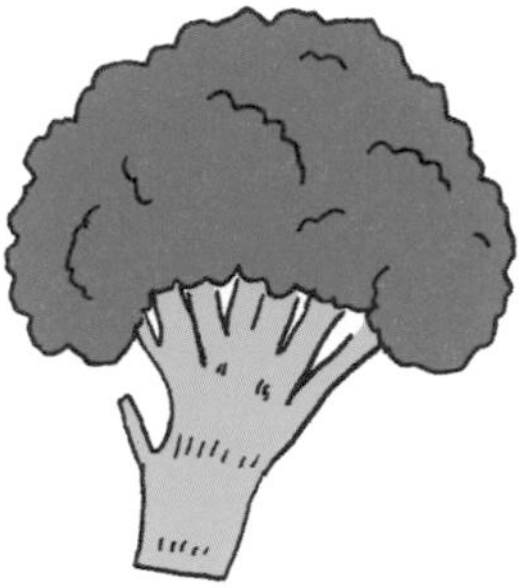

青花菜

青花菜中含有非常多葉黃素，此外也含有豐富的維生素，以及抗氧化成分萊菔硫烷。

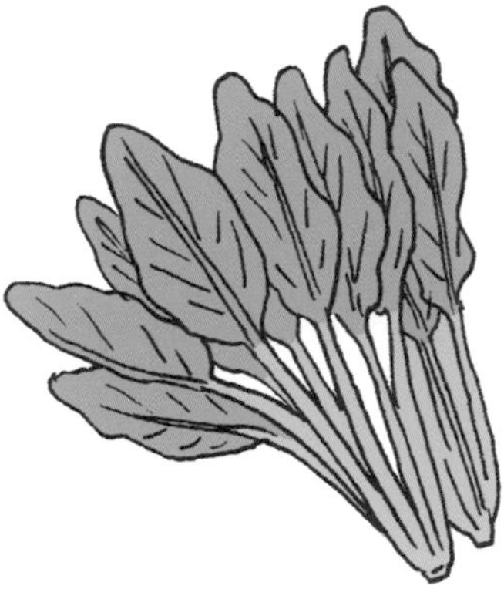

菠菜

菠菜可說是最建議攝取的黃綠色蔬菜代表。不僅含有豐富的葉黃素與玉米黃素，也很容易取得，料理上的變化更是多樣！

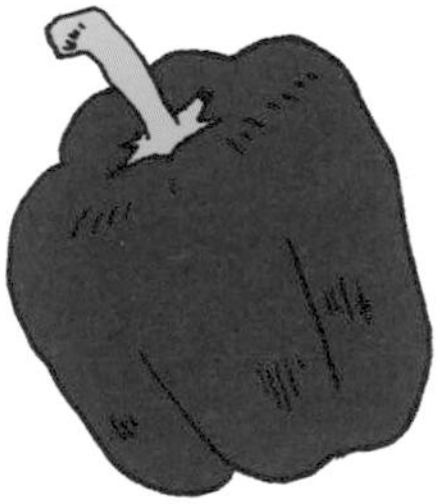

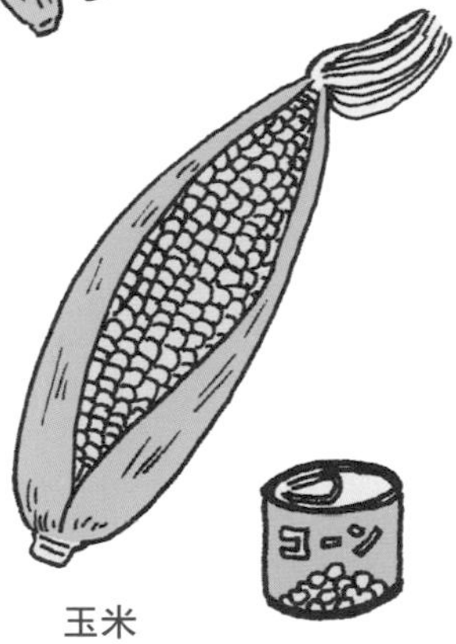

含有豐富玉米黃素的蔬菜

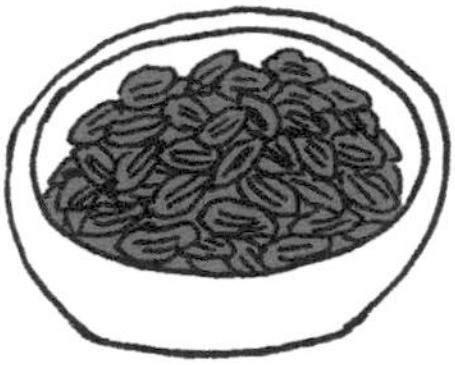

甜椒

甜椒中含有極多的玉米黃素，無論是紅椒、黃椒、橘色甜椒的含量都非常優秀。尤其是紅椒及紅辣椒中也含有豐富的辣椒紅素，具有高度抗氧化作用。

玉米

玉米的黃色色素中含有豐富的玉米黃素。也很推薦大家食用在營養素最豐富的當令時期所採收製成的玉米罐頭。

枸杞

屬於漢方藥材之一的枸杞，是一種對眼睛很有益處的藥膳食材。由於是乾燥食材，保存起來非常方便。

生食

如果是可以直接生食的蔬菜，最推薦的吃法就是直接生食。
同時搭配上油分一起攝取，更能提升吸收率，
因此建議使用優質油脂製作成沙拉淋醬，搭配生菜一起食用。

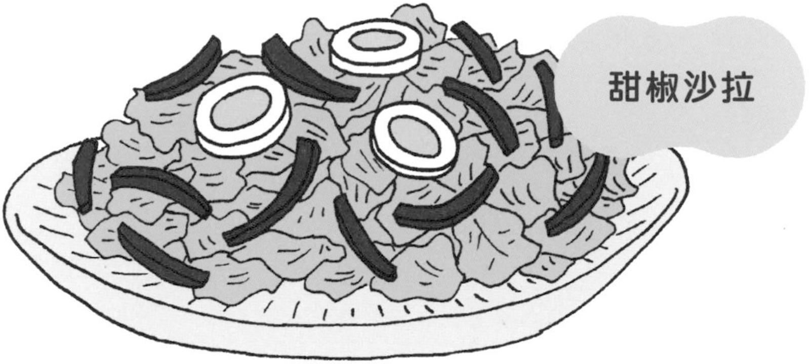

將生的甜椒切成細絲，搭配萵苣等葉菜類蔬菜及水煮蛋製作成沙拉。水煮蛋中也含有葉黃素及玉米黃素，而蛋白則是優質蛋白質來源，建議大家可以搭配在沙拉中一起享用。

沙拉淋醬的作法……

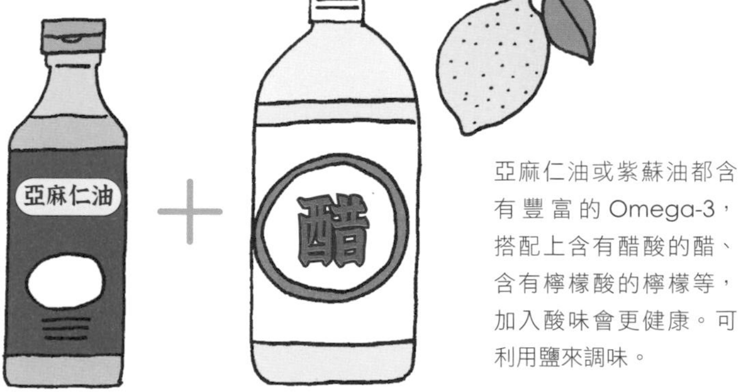

亞麻仁油或紫蘇油都含有豐富的 Omega-3，搭配上含有醋酸的醋、含有檸檬酸的檸檬等，加入酸味會更健康。可利用鹽來調味。

加熱熟食

以蒸煮、微波爐等方式加熱或水煮製成的熟食，也很建議大家食用。
像是溫沙拉、燙青菜與涼拌菜等都很不錯。
不過，義大利麵或三明治的醣類含量較高，比較不建議攝取過多。

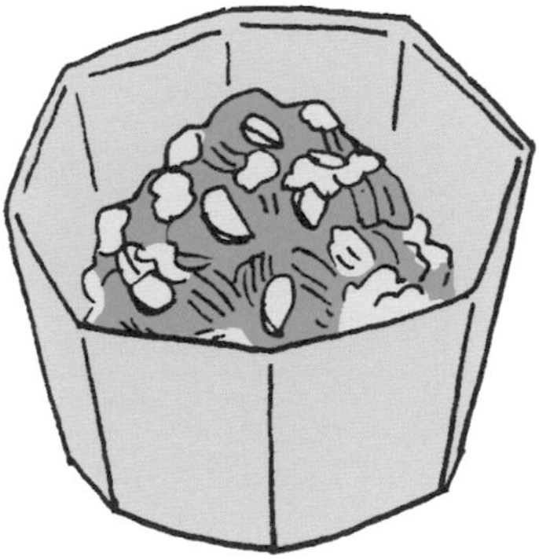

堅果涼拌菠菜

將菠菜燙熟後，徹底擠乾水分，切成容易入口的長度，再使用下方介紹的調味料拌勻菠菜。這種堅果調味料也可以用來涼拌青花菜等蔬菜。

堅果調味料的作法……

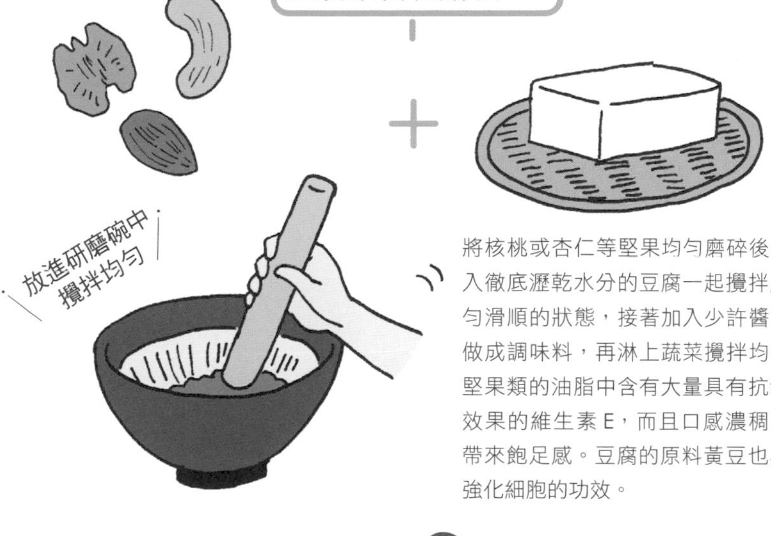

將核桃或杏仁等堅果均勻磨碎後，加入徹底瀝乾水分的豆腐一起攪拌成均勻滑順的狀態，接著加入少許醬油，做成調味料，再淋上蔬菜攪拌均勻。堅果類的油脂中含有大量具有抗氧化效果的維生素 E，而且口感濃稠，能帶來飽足感。豆腐的原料黃豆也具備強化細胞的功效。

從海鮮類攝取紅色色素與Omega-3脂肪酸

蝦紅素是能守護眼睛健康最具代表性的紅色色素，也是櫻花蝦、螃蟹、鮭魚等體內儲存的紅色色素。屬於白肉魚的鮭魚，其實因為其主食是磷蝦，身體才被磷蝦的色素染成粉紅色。蝦紅素具有強效的抗氧化作用，可以除去身體內的活性氧。

只要攝取含有大量蝦紅素的食材，就能保護人體細胞、抵禦損傷。而且蝦紅素能夠通過用來保護大腦與眼睛的腦血管障壁，因此也能對視網膜發揮抗氧化的作用。此外也有報告指出，蝦紅素可以抑制黃斑部病變、白內障、葡萄膜炎，更具備消除睫狀肌疲勞的功效。另一方面，青背魚中含有的有效營養素EPA與DHA等Omega-3脂肪酸，對眼睛保健也非常重要，能夠保護視網膜當中的視錐細胞與視桿細胞等重要的視覺組織。而且還能使血液變清澈、促進血液循環，因此也能對糖尿病視網膜病變、老年性黃斑部病變、青光眼、乾眼症等，發揮預防及改善的效果。

POINT!

蝦子、鮭魚含有的紅色色素「蝦紅素」、青背魚中的EPA與DHA都要多攝取。

多多攝取海鮮類便能預防老化

眼睛健康關係到全身的健康，多攝取具備抗氧化、強化血管功效的成分，讓細胞與血流都保持年輕，就是最重要的抗老化法則。

含有豐富蝦紅素的食材

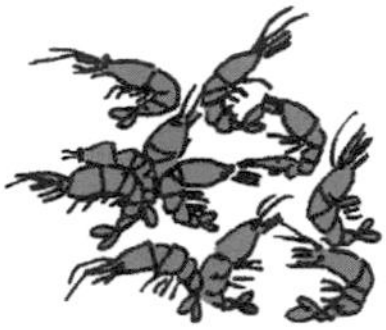

櫻花蝦

櫻花蝦是一種很容易取得的食材。由於蝦殼中含有豐富的紅色色素蝦紅素，所以只要是能連殼一起吃的蝦子都可以；另外也是很好的鈣質來源！

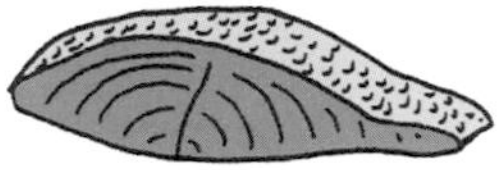

鮭魚

粉紅色的鮭魚肉也含有豐富的蝦紅素。顏色呈現深紅色的紅鮭，蝦紅素的含量更高。鮭魚卵中的色素也是源自於蝦紅素。同時也含有豐富的維生素 D 與鈣質。

含有豐富 EPA、DHA 的魚類

	EPA	DHA
黑鮪魚（脂身）	1400mg	3200mg
鰤魚	940mg	1700mg
水煮鯖魚罐頭	930mg	1300mg
秋刀魚	850mg	1600mg
沙丁魚	780mg	870mg
白腹鯖	690mg	970mg
星鰻	560mg	550mg
鰹魚（秋季捕獲）	400mg	970mg
竹筴魚	300mg	570mg

（每 100 克可食用部位的含量）

摘自日本文部科學省「日本食品標準成分 2015 年版（七訂）」

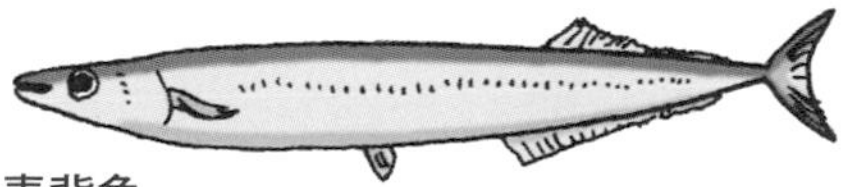

青背魚

魚背呈現藍黑色、富含脂肪的青背魚，含有豐富的 EPA 與 DHA。若是不太擅長料理魚類的話，不妨利用鯖魚罐頭、秋刀魚罐頭等魚罐頭，就能輕鬆攝取到 EPA 與 DHA。

適量攝取對眼睛有益的油脂

雖然大家都會以為為了健康著想，不要攝取太多油脂會比較好，但其實並非如此。脂質是非常重要的能量來源，也是守護眼睛健康的重要成分。若是角膜表面的脂質不足，便會引起乾眼症，因此，為了保護角膜，絕對需要脂質的幫助。

一般提到優良油脂來源，大家通常會聯想到植物油，但在現代飲食生活中，亞油酸通常都攝取過量，可能會引起過敏、腦中風、心肌梗塞等。建議大家多攝取油酸，橄欖油就是最具代表性的油酸。青背魚中的脂肪酸及植物油亞麻仁油中的α-亞麻酸，可以讓血管變得更強健。另外，大家都以為肉類中富含的飽和脂肪酸對身體不好，但最近有越來越多研究指出並非如此。乳脂肪中更含有能保護眼睛健康的維生素A等脂溶性維生素，也是一大優點。請大家不要以動物性、植物性來區分油脂好壞，而是要以脂質的種類來做選擇，適量攝取優良的油脂，守護血管與細胞的健康、預防乾眼症才是最重要的。

POINT!

要刻意攝取平時難以攝取到的α-亞麻酸，奶油也要適量攝取。

這些都是建議攝取的油脂！

脂質可區分如下圖。植物性油脂建議攝取富含 Omega-3 脂肪酸的亞麻仁油與紫蘇油，適度攝取動物性油脂也很重要。

油

在常溫下為固態　飽和脂肪酸

奶油、豬油等動物性油脂，以及椰子油等固態植物油。若是攝取過多，三酸甘油脂便會提升，但還是必須適量攝取。

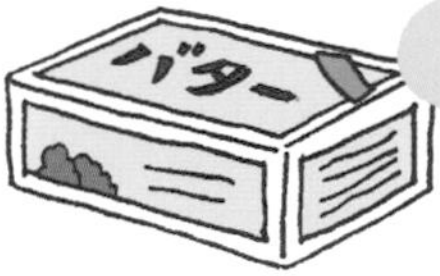

奶油
要適量攝取！

在常溫下為液態　不飽和脂肪酸

大豆油、橄欖油等植物性油脂中含有大量不飽和脂肪酸。可依照含有的脂肪酸種類再做細分。必須適量攝取。

單元不飽和脂肪酸

Omega-9　油酸

不易氧化。請選擇像是橄欖油等自然搾取的油分。

適量攝取！

橄欖油、
芥花籽油等

多元不飽和脂肪酸

Omega-6　亞油酸

一旦攝取過多，就會造成血管硬化，引起血管阻塞。在外食與市售製品中含有大量亞油酸，平常盡量少量攝取。

少量攝取！

麻油
玉米胚芽油
紅花籽油

Omega-3　α-亞麻酸

能促進大腦運作。不耐高溫，因此攝取時請不要加熱。

多多攝取！

亞麻仁油、
紫蘇油等

高血糖是視網膜病變的原因，控制血糖很重要

日本人失明的原因第3名就是糖尿病視網膜病變。血糖值長期處於偏高狀態下，糖會跟血液中的蛋白質結合，形成糖化終產物（AGE），傷害血管，使得血管容易破裂。一旦視網膜的血管破裂，就會引起眼底出血、視網膜剝離，最終導致失明。

在糖尿病的治療中，最重要的就是要讓血糖值下降，不過，盡量避免血糖值產生上下波動也很重要。因為要是血糖值急速上升，身體便會大量分泌胰島素（服用降血糖藥物或施打胰島素也會），讓血糖值急速下降。血糖值如此劇烈的上下擺動，被稱之為血糖飆升，也是導致細小血管破裂或堵塞的最大原因。只要控制醣類攝取，就不會引起血糖飆升，也能減輕血管的負擔。為了避免因糖尿病視網膜病變而導致失明，控制醣類攝取就是最好的辦法。由於眼科醫師可以直接看到眼睛裡的血管，因此能夠最恰當地觀察血管情況。現在開始減少攝取含醣類較多的主食，主動控制血糖值吧！

POINT!

先減少醣類攝取，最重要的就是好好努力不要再繼續傷害血管。

減少醣類攝取最簡單的方法就是不吃主食

為了減少醣類攝取量，要記住食材的醣類含量不是一件容易的事。不要攝取米飯、麵包、麵類等主食，就是最簡單的方式。

醣類含量高的食材

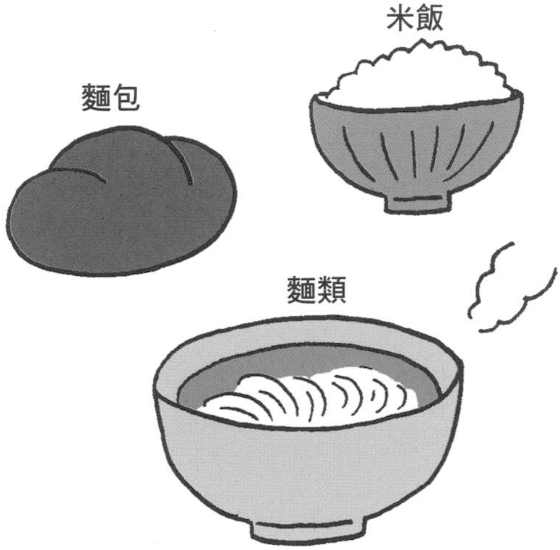

米飯、麵包、麵類等主食，是含有最多醣類的食材。每一種食材使血糖值上升的速度都不相同，與其仔細計算各種食材的醣類含量，不如避免攝取主食會比較快達到目標。

醣類含量少的食材

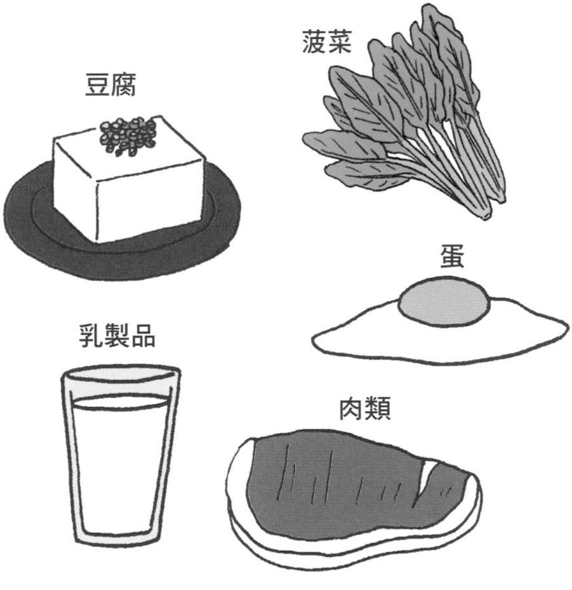

肉類、魚類、黃豆製品、蛋、牛奶、乳製品等含有大量蛋白質的食材，以及蔬菜都是低醣食材。雖然紅蘿蔔與番茄算是醣類含量較高的蔬菜，不過考量到其中含有的膳食纖維及維生素的作用，還是要攝取會對身體比較好！不過，薯類與黃豆以外的豆類則要避免攝取。

膳食纖維能讓血糖保持穩定，對腸道也很有幫助

要預防糖尿病視網膜病變，最重要的是藉由限制醣類攝取來避免血糖值上升，不過，積極攝取膳食纖維也是很重要的一環。以往大家會以為膳食纖維是食物的殘渣，不過近年來膳食纖維的健康效果越來越為人所知，甚至被稱作是第六種營養素。

膳食纖維可分為水溶性膳食纖維及非水溶性膳食纖維。非水溶性膳食纖維在吸收水分後會膨脹，連帶降低食慾，可以預防飲食過量，因此也有助於調整醣類的攝取量。水溶性膳食纖維吸收水分後則會形成凝膠狀，阻礙腸道吸收葡萄糖，因此可以預防血糖值劇烈上下波動＝血糖飆升。無論是哪一種膳食纖維，都建議在攝取醣類之前先攝取膳食纖維，會比直接攝取醣類更能抑制血糖值上升。

此外，膳食纖維也會成為腸內細菌的誘餌，調整腸道環境。當腸道變健康，血液循環與代謝也能變得更規律，不只是對眼睛有益，對活化全身細胞都很有幫助。

POINT!

攝取二種不同性質的膳食纖維，不僅能控制血糖、還能活化腸道。

含有 2 種豐富膳食纖維的食材有……

主要是蔬菜、海藻、菇類當中含有豐富的膳食纖維。品嚐起來具有纖維感的膳食纖維屬於非水溶性，黏稠滑順的則屬於水溶性。

含有豐富非水溶性膳食纖維的食材

非水溶性膳食纖維包含纖維素、半纖維素、甲殼質、木質素等，存在於食材根莖與外殼，在根莖類蔬菜、菇類、葉菜類蔬菜、薯類及豆類中的含量相當豐富。

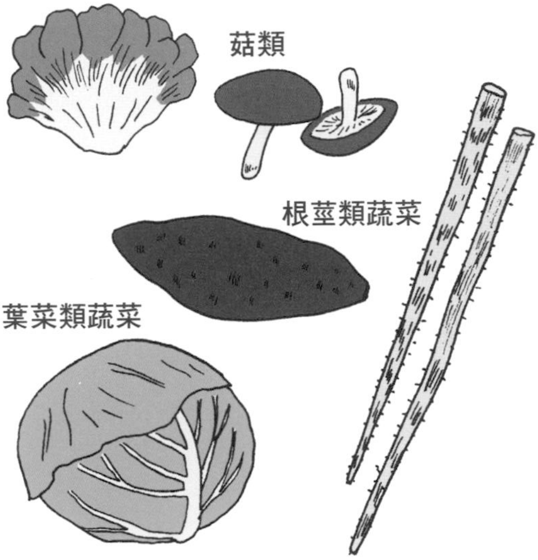

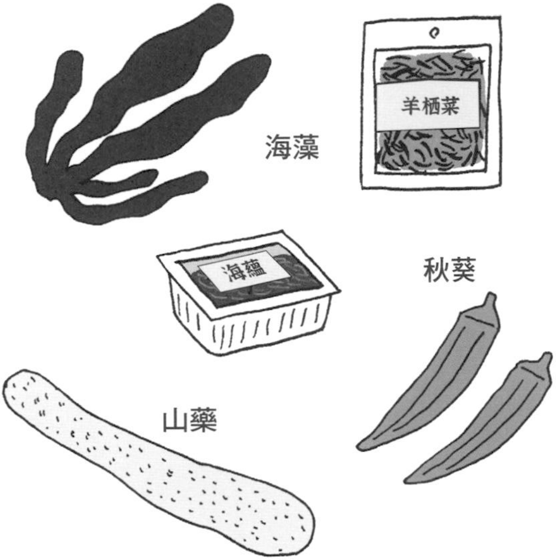

含有豐富水溶性膳食纖維的食材

水溶性膳食纖維包含果膠、海藻膠、黏質物、寡糖等，存在於食材的黏稠成分或像水一樣的成分中。在海藻類、山藥、秋葵、水果、黃豆、大麥、藜麥中的含量相當豐富。

維生素B群對眼睛非常重要！

一般提到有益雙眼的成分，大家都會聯想到維生素A，會在體內轉變為維生素A的類胡蘿蔔素，最近也掀起了一波熱議，不過，其實維生素B群的重要程度並不亞於維生素A。維生素B群包含B_1、B_2、菸鹼酸（維生素B_3）、B_6、B_{12}、葉酸、泛酸及生物素這8種。幾乎在所有針對眼睛疲勞、因年齡增長而造成視力下滑的眼藥水或內服藥中，都含有維生素B群。

我察覺到，原本不至於攝取不足的菸鹼酸，現代人似乎變得容易缺乏這種營養素。由於菸鹼酸是跟能量代謝有關的維生素，要是攝取不足，就會讓身體不易吸收營養，導致糖分代謝異常，引起微血管劣化。若是覺得自己難以入眠、容易疲倦的話，不妨試試服用營養補充品。利用菸鹼酸促進血液循環後，青光眼也能獲得改善。不過，由於菸鹼酸的血管擴張作用會引起臉部潮紅、刺痛等副作用，請大家盡量選擇不會引起副作用的營養補充品。

POINT!

有助於提升代謝的維生素B群對眼睛很有益處。確實攝取維生素B群，也能調整體內平衡。

含有豐富維生素 B 群的食材

原則上，營養素都要盡量從食物中補充會比較好。
現在就記住哪些食材中含有豐富的維生素 B 群吧！

維生素 B_1	能對神經與肌肉組織發揮作用，改善眼睛疲勞等症狀。	豬肉、鰻魚、鱈魚子、堅果、豆類等 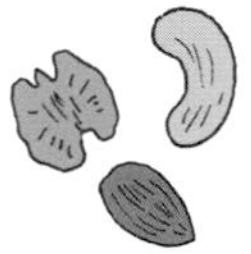
維生素 B_2	具有保護黏膜的效果，能改善眼睛充血與眼睛疲勞等症狀。	海鮮類、肝臟、杏仁、花生、蛋、乳製品等
菸鹼酸（維生素 B_3）	促進血液循環，對改善青光眼也很有幫助。可以產生能量，讓心情更穩定。	海鮮類、鱈魚子等魚卵、肉類、菇類、穀類等 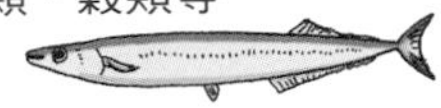
維生素 B_6	可幫助吸收蛋白質，蛋白質是負責調整視力的睫狀肌主要成分。	蔬菜、穀類、海鮮類等
維生素 B_{12}	與維生素 B6 一樣，可以幫助吸收蛋白質。	海鮮類、海藻、肝臟、肉類、蛋、乳製品等
葉酸	幫助製造出正常的紅血球。能守護血管，對於胎兒的發育也非常重要。	酵母、藻類、肝臟、肉類、綠茶、菠菜、草莓、黃麻菜、青花菜等
泛酸	能對神經與肌肉組織發揮作用，改善眼睛疲勞等症狀。	豬肉、鰻魚、鱈魚子、堅果、豆類等
生物素	跟營養素代謝有關的輔酵素，能幫助維持肌膚與黏膜的健康。	酵母、菇類、肝臟、肉類、堅果類、酪梨、海鮮類等 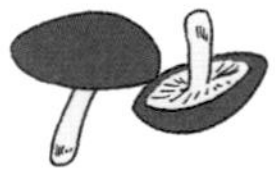

手機的藍光會造成眼睛疲勞

隨著智慧型手機的普及，感到眼睛疲勞、眼睛調節能力變差、罹患視網膜疾病的人越來越多。造成不良影響的原因有4個，其中最嚴重的就是手機的LED光源。LED光源是一種被稱之為藍光的短波長光線，會傳送到視網膜底層，傷害黃斑部等眼睛部位。雖然電腦與電視的光線也都是藍光，但手機畫面跟眼睛的距離最近，因此一定要特別留意。照度和眼睛距離平方成反比，離得越近、藍光能量就會大幅增加。反之，若能拉開距離，藍光的影響就會減少。若能拉開2倍距離，藍光能量就會只剩4分之1。藍光對眼睛造成的影響也跟使用時間成正比，請大家盡量規定自己一天使用手機2小時以內、使用時盡量遠離雙眼。由於使用手機時，近距離地持續盯著螢幕，會造成負責調整視力的睫狀肌長時間維持緊繃，使得眼睛疲勞；低頭緊盯螢幕的姿勢也會使肩頸長時間維持緊繃狀態，容易引起血液循環不良。再加上盯著手機，會使眨眼次數減少，也會引起乾眼症，容易造成角膜損傷。

POINT!

藍光再加上姿勢不良，會造成睫狀肌緊繃、眼睛乾燥受損。

不良的手機使用方式會引起眼睛疲勞

**除了使用手機的時間盡量越短越好之外，
若能稍微調整使用時的姿勢與距離，也能減輕疲勞感。**

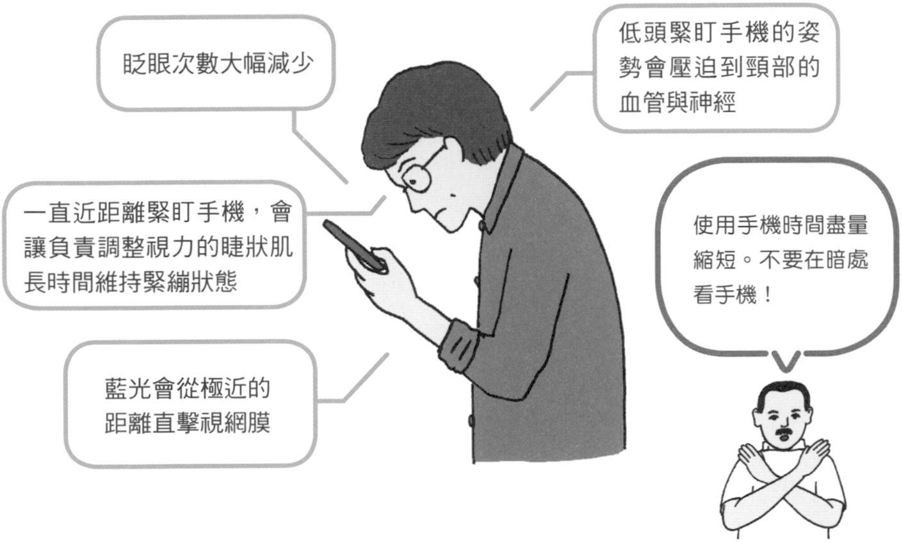

眨眼次數大幅減少
低頭緊盯手機的姿勢會壓迫到頸部的血管與神經
一直近距離緊盯手機，會讓負責調整視力的睫狀肌長時間維持緊繃狀態
使用手機時間盡量縮短。不要在暗處看手機！
藍光會從極近的距離直擊視網膜

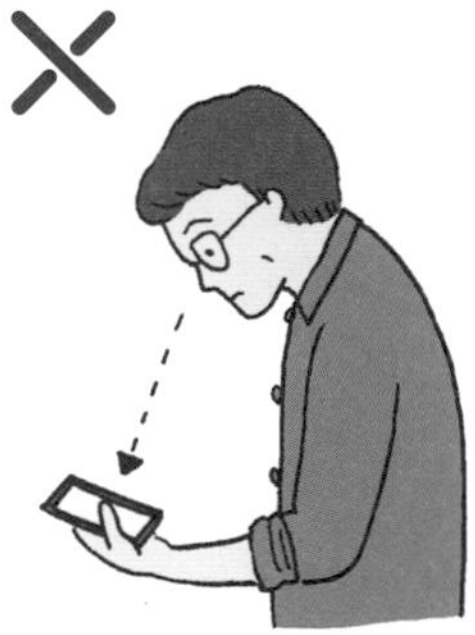

在比眼睛低太多的位置看手機

若是將手機放在桌上或膝蓋上，身體往前傾低頭看手機，就會造成駝背或頸部前傾，造成肩膀與頸部的負擔。

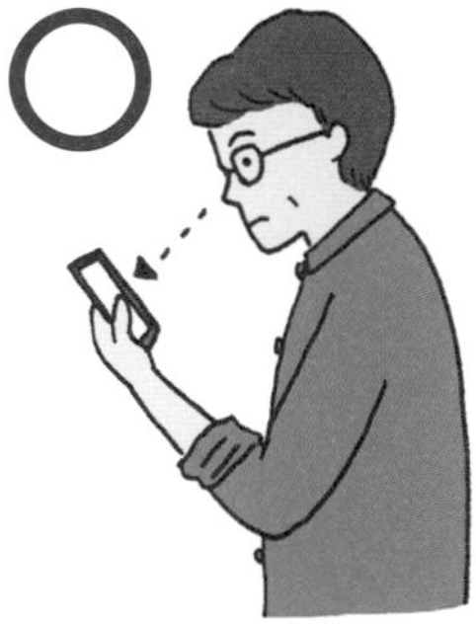

在比眼睛略低的位置看手機

將手機放在比眼睛略低的位置是最好的，不僅眼睛不必睜得太大，也能讓肩膀與頸部減少前傾。

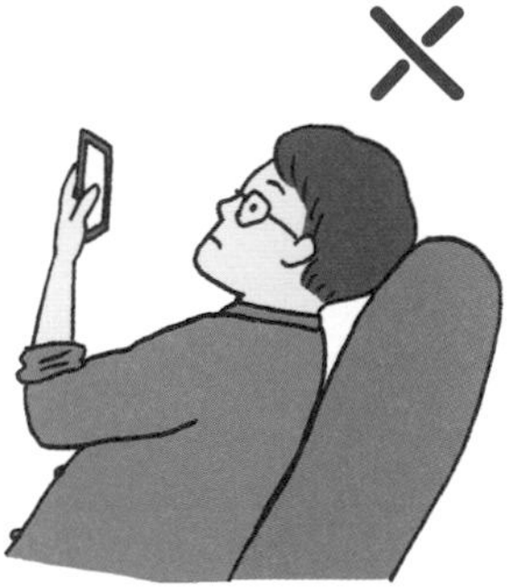

在比眼睛高的位置看手機

例如躺著、倚著靠枕等，將手機舉在比眼睛高的位置看，會使眼睛睜得太大，更加劇乾眼症。

靈活運用抗藍光產品

想要保護眼睛抵禦手機造成的危害，最好的方式就是盡可能縮短使用時間，不過在現實中或許很難做到。不妨使用可以反射、吸收、減少藍光進入雙眼的抗藍光眼鏡，或是在手機螢幕貼上抗藍光保護貼，抵擋藍光的侵襲。不過，抗藍光保護貼會因為光學濾除率與阻斷的波長不同，而造成螢幕的亮度及色彩有所改變。

光線也具有讓生理時鐘正常運轉的功用，因此白天在戶外時，應盡量避免配戴抗藍光眼鏡。反之，晚上的光線則會擾亂生理時鐘，因此應盡可能避免使用手機與電腦，如果真的不得不使用的話，請務必要做好抗藍光的措施。

因為現在大家都深知藍光對視網膜的不良影響，目前在白內障手術中使用的人工水晶體，也新推出了具備抗藍光效果的款式可供選擇。

POINT!

阻斷LED發出的藍光，減少對視網膜的刺激非常重要。

能稍微減輕眼睛損傷的抗藍光產品！

為了盡可能減少藍光所造成的損害，應積極使用相關產品。
在此要介紹 **2** 種方便好用的產品，以及降低藍光的秘技！

抗藍光眼鏡

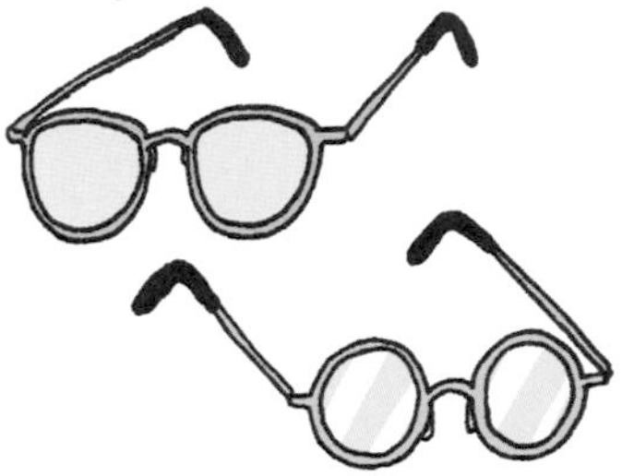

除了採用黃色鏡片的款式，也有以加工方式達到表面反射藍光的款式。

抗藍光保護貼

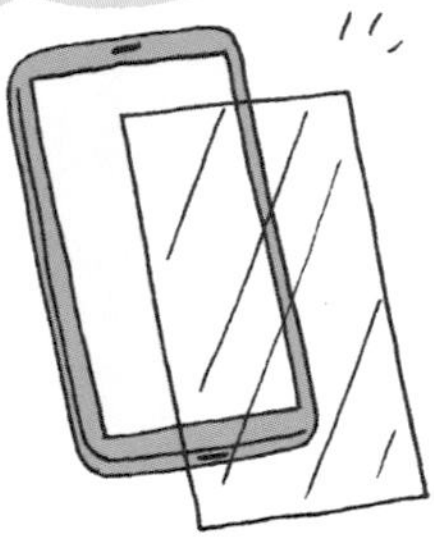

貼在智慧型手機螢幕的保護貼可分為 2 種，分別是能從螢幕反射藍光的類型及可藉由保護貼吸收藍光的類型。

從設定調整螢幕的色調

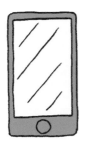

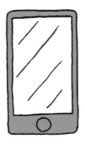

從智慧型手機中的螢幕設定，可以調整螢幕的顯示色調。只要將螢幕調整成暖色調，就能降低藍光量。

什麼是藍光？ 長約 380 ～ 500nm 的藍紫色光線。在肉眼可以直接看到的可見光之中，藍光的波長最短，會傳送到視網膜底層，引起視網膜損傷。

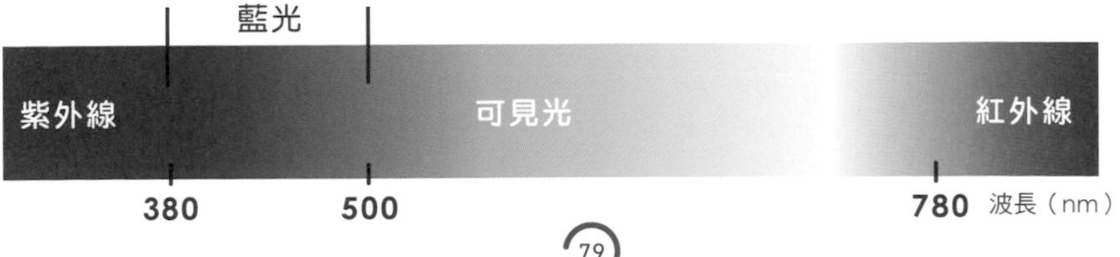

眺望1公里以外的景色，讓眼睛休息

現代人眼睛疲勞的原因幾乎都是因為看太多近物。為了清楚地看到近物，睫狀肌會緊繃用力，讓水晶體往旁邊拉的力量變弱，水晶體則會藉由本身的彈性增厚變成球形，使屈光度增加。若是近物看太久，睫狀肌就會長時間維持緊繃狀態，使得眼睛疲勞（請參考第43頁）。也就是說，只要望向遠方，使睫狀肌放鬆下來，就能讓疲憊的雙眼獲得休息。呆呆望向遠方就是最好的休息方式。

只要是遠方，無論看什麼都能有效舒緩眼睛疲勞。若能望向遠方的山巒或水平線等自然風光，還能讓心情也變得煥然一新，可說是再好不過了，不過其實光是從窗戶望向遠方的大樓或高塔，就能達到很好的效果。但如果只是遠景風景照是沒用的。因為眼睛還是必須在短距離內對焦在照片上，無法讓眼睛的睫狀肌獲得放鬆。建議大家找一個從辦公室或自家中就可以看得到的遠方某物當成目標物，養成習慣放鬆雙眼吧！

POINT!

盡量讓眼睛對焦在遠處，定時放鬆睫狀肌。

先決定好一個讓眼睛休息的定點

光是眺望遠景，就可以讓睫狀肌放鬆，使眼睛獲得休息。建議大家望向距離 1 公里以外的建築物或山巒，好好放鬆。

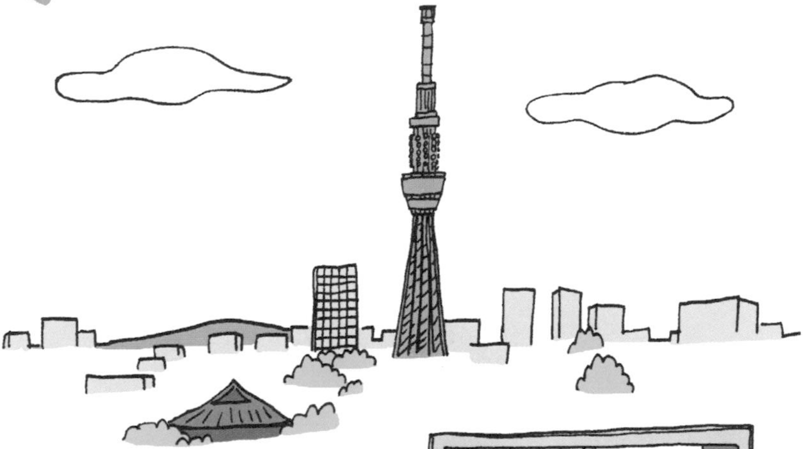

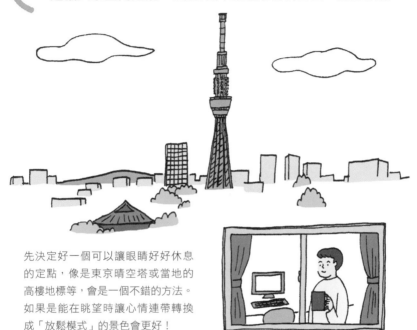

先決定好一個可以讓眼睛好好休息的定點，像是東京晴空塔或當地的高樓地標等，會是一個不錯的方法。如果是能在眺望時讓心情連帶轉換成「放鬆模式」的景色會更好！

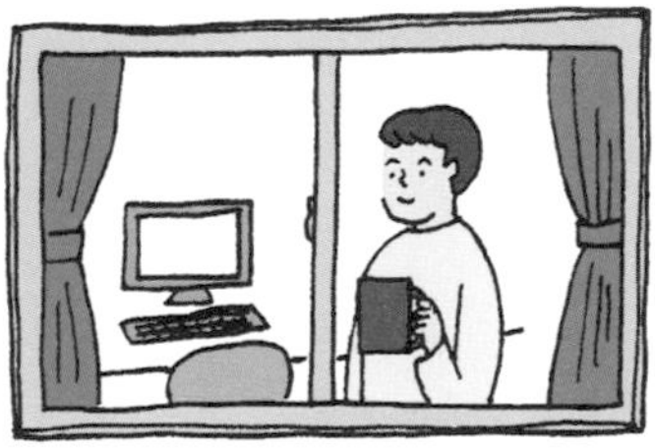

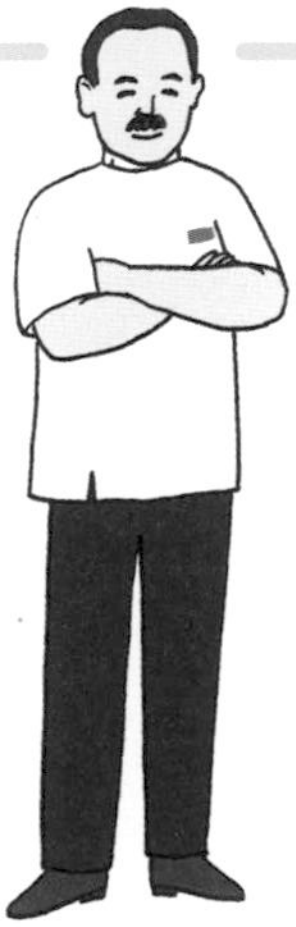

重點訊息

有效減緩眼睛疲勞的眼藥水！

除了眺望遠景之外，也可以藉由點眼藥水來減緩睫狀肌的緊繃程度。市面上不僅有販售添加維生素 B_{12} 的眼藥水，還有許多點眼液含有維生素 A、或是能維持滋潤的軟骨素。若是使用了上述商品還是無法消除眼睛疲勞的話，請前往眼科諮詢。如果是因為肌肉太過僵硬、持續維持緊繃狀態的話，可以在眼科請醫師開立健保給付的眼藥水，以類似麻醉藥的效果為緊繃的睫狀肌帶來舒緩。不過，這種眼藥水會造成瞳孔放大、使視力調節力下滑，所以必須在就寢前使用。

每隔1小時望向5公尺以外的地方放空一下

即使在室內，也可以讓緊繃疲勞的眼睛獲得舒緩。由於電腦螢幕與眼睛的距離約有50公分，1小時內只要撥出2～3分鐘的時間，望向5公尺以外的地方放鬆一下，就能舒緩睫狀肌的緊繃情形。如果可以的話，請望向比視線稍高的地方，也能順便矯正駝背的姿勢。請養成習慣望向遠方牆壁上的日曆或時鐘放空一下吧！建議大家先決定好要看的物品，就會比較容易養成習慣。人在專心工作時，通常都不會留意到時間的流逝，若能設定1小時一次的鬧鐘提醒自己，也是不錯的方法。聽到鬧鐘響了，就要暫時中斷手邊的工作，轉換心情進入保養眼睛的時間。

如果是需要長時間坐著工作的人，不妨趁此時站起來動動身體，進行第93頁介紹的舒緩肩頸伸展操，效果便能倍增。一定要在明亮的場所以端正的姿勢使用電腦，盡可能減輕眼睛負擔喔！

POINT!

望著室內放空就能解決持續盯著近物所造成的眼睛疲勞。

改善視生活，守護眼睛健康！

只要實踐多讓眼睛休息的生活方式，就能大幅改善眼睛疲勞的情形。
藉由一些小習慣，守護眼睛的健康吧！

望向距離 5 ～ 10 公尺處的壁掛時鐘或日曆等物品

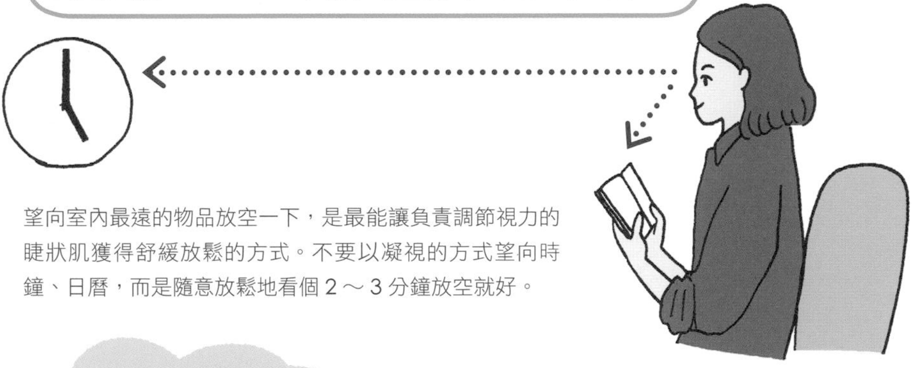

望向室內最遠的物品放空一下，是最能讓負責調節視力的睫狀肌獲得舒緩放鬆的方式。不要以凝視的方式望向時鐘、日曆，而是隨意放鬆地看個 2 ～ 3 分鐘放空就好。

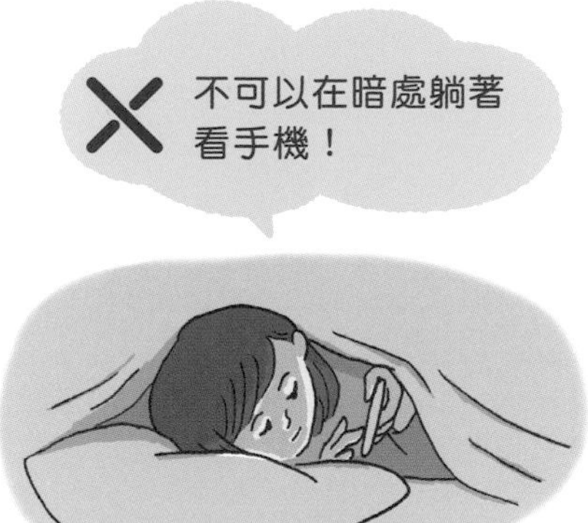

現代人看手機的姿勢千奇百怪，若把手機置於眼睛上方，眼睛就必須睜大，導致角膜容易乾燥。最不好的姿勢就是近距離盯著手機，因為距離越近，強烈的光線就越會對視網膜造成損傷。若是在夜晚就寢前躺在床上，在一片陰暗中看手機，更會使得瞳孔放大、讓光線更容易進入雙眼，引起眼部疾病。而且躺著會引起眼球旋轉，讓散光軸產生變化，因此更不容易看東西。此外，邊走邊看手機不僅危險、畫面也很不穩，會讓眼睛情況更加惡化，請盡量避免這樣的行為。

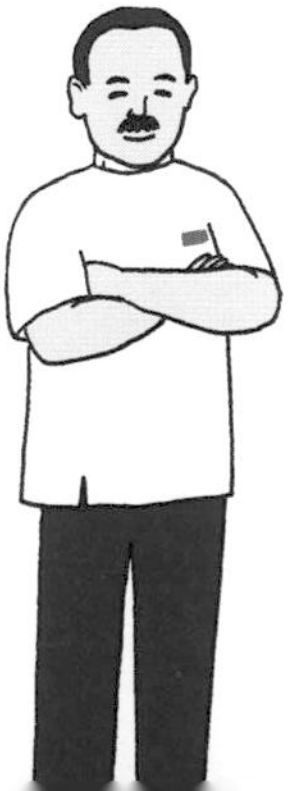

看手機時一定要坐在明亮的地方，保持放鬆的姿勢。
稍微調降螢幕的明亮度，把手機拿在遠一點的位置，就是守護眼睛最重要的準則，使用時間不要過長也是關鍵。

一感到眼睛疲勞，就用溫毛巾熱敷！

當眼睛感到疲勞時，最簡單又最有效的方法就是利用溫毛巾熱敷雙眼。將毛巾浸泡在溫水中並擰乾，敷在眼瞼上，就能提升眼睛周圍的血液循環，讓緊張的肌肉獲得放鬆。利用蒸氣與毛巾的些許重量，便能讓眼睛徹底放鬆。雖然也可以利用微波爐加熱毛巾，不過要留意可能會過熱。市面上也有推出能為雙眼帶來溫熱感的蒸氣眼罩，在通勤或不方便準備溫毛巾時便能派上用場。

另一方面，眼睛疲勞也有可能是自己不知道的眼睛疾病、身體不適或精神壓力所引起。若是熱敷溫毛巾後依然無法改善的話，檢查看看自己是否罹患疾病也很重要。如果覺得自己最近很容易眼睛疲勞的話，其實很多都是因為遠視或老花變嚴重、或是罹患了青光眼等嚴重的眼睛疾病。

多攝取具有優異抗氧化功效的食物、保有充足睡眠也很重要！

POINT!

利用溫毛巾熱敷能促進血液循環、放鬆眼部肌肉，享受眼睛的療癒時光。

讓眼睛休息的最佳方式就是用溫毛巾熱敷！

這裡要介紹 2 種無論是在職場或自家都能輕鬆製作溫毛巾的方法。使用溫毛巾熱敷，最能讓疲憊不堪的眼睛獲得放鬆！

坐在椅子或沙發上，讓背靠在椅背，仰起頭在雙眼敷上溫毛巾，便能讓眼睛獲得舒緩放鬆。若能躺下，讓身體力量完全放鬆會更有效。

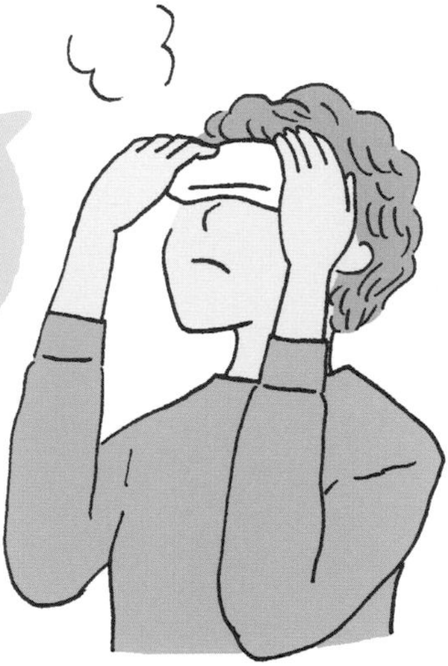

浸泡在熱水中！

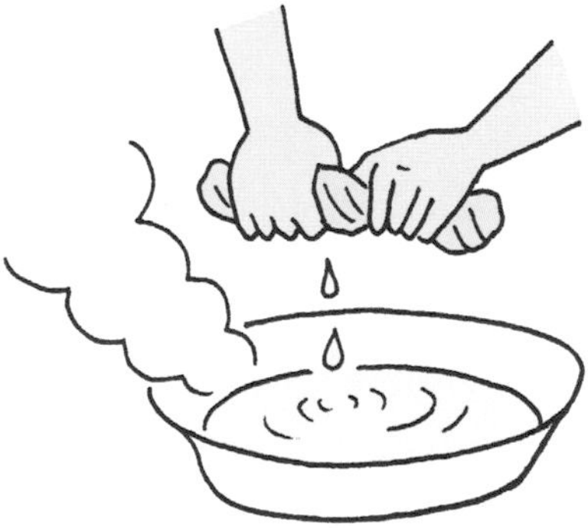

用微波爐加熱！

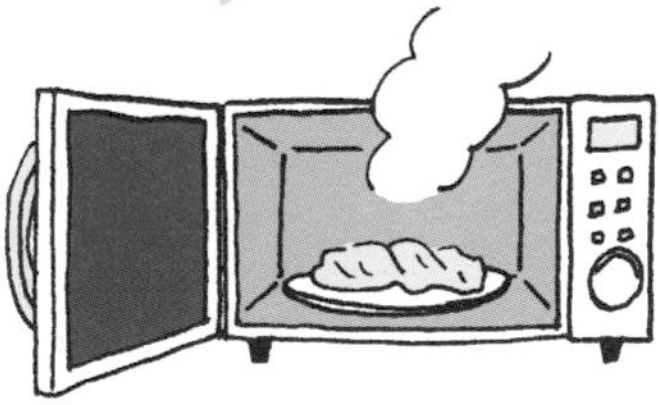

將毛巾浸泡在稍熱一點的熱水裡，擰乾後摺疊成適合的大小。確認溫度不會過熱或過冷後，閉起雙眼，將溫毛巾放在眉上到鼻子這段區域，度過放鬆的 5 分鐘。

沾濕毛巾後擰乾，放進微波爐加熱 1 分鐘～ 1 分 30 秒。熱敷前一定要先確認毛巾會不會太燙，才不會造成燙傷。

刺激穴位對於消除眼睛疲勞與初期近視都很有效

無論是短時間或長期的眼睛疲勞，按壓穴位都能有效帶來舒緩。現在就試試以正確的方式按壓穴位，改善眼睛的疲勞感吧！在進行按摩時，最重要的就是不可以直接按壓迫到眼球，因為有不少高度近視或高齡人士，就是因為按壓眼球而引起視網膜剝離與白內障。在東洋醫學的理論中，生命的能量「氣、血」循環的路線被稱之為「經絡」。經絡是藉由肌膚表面的「穴位」與外界連結。按壓穴位之所以能對身體有所幫助，理論是因為穴位的電阻較低、跟自律神經也有密切的關連，所以只要利用指壓刺激穴位，就能透過自律神經刺激到器官，讓身體運作正常化。在臉龐上也有好幾個對眼睛有益的穴位（請參考第89～91頁）。由於穴位是全身的氣、血流動的交會處，因此就算是距離眼睛比較遠的穴位也能達到功效。接下來要介紹臉龐及全身上下對眼睛健康特別有效的穴位。感覺到眼睛疲勞時，不妨養成習慣以舒適的力道按壓這些特定的穴位吧！

POINT!

穴位刺激是來自於東洋醫學的理論
感到疲勞時不妨下意識按壓穴位。

對眼睛有益的穴位按壓方式！

用指尖輕輕按壓會感覺有點痛又有點舒服的部位，就是穴位。
按壓穴位不僅能促進血液循環，還能解決眼睛疲勞之源。
使用指腹以 **1** 次 **8** 秒，按 **3** 次的頻率按壓穴位。

○ 利用指腹輕輕按壓

將食指、中指、無名指等指尖放在穴位上，輕輕施力。千萬不要太用力按壓，一邊確認感覺是否舒適、一邊計算按壓的次數，並調整力道，在 8 秒內按壓 3 次即可。

✕ 絕對不可以直接按壓眼球！

就算是隔了一層眼瞼，也絕對不可以直接按壓眼球。由於眼睛是暴露在體外的器官，很容易會引起視網膜剝離與白內障等疾病。

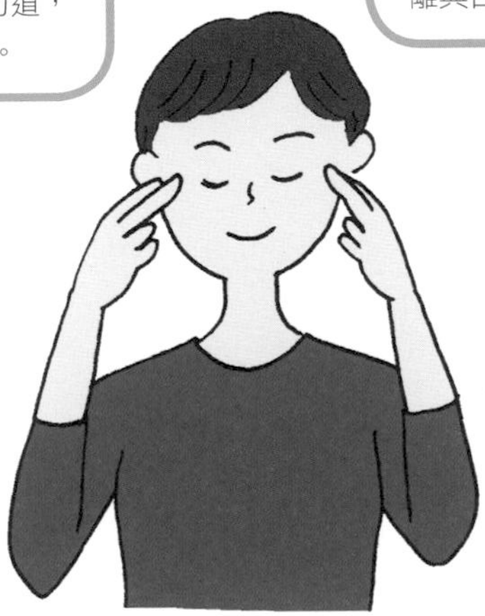

○ 以指尖按壓略為凹陷的穴位

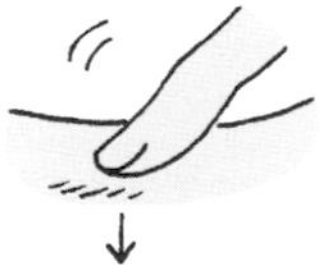

✕ 絕對不可以立起指尖按壓穴位

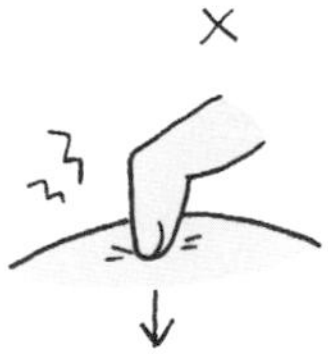

這種時候不可按壓穴位

- 肌膚有搔癢或發炎情形
- 用餐前或用餐後
- 頭痛或發燒時
- 飲酒後
- 做完激烈運動後

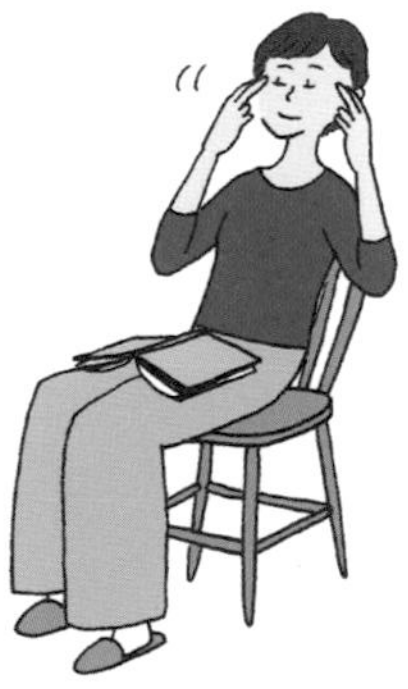

坐在椅子上，靠著椅背，上半身不要用力，輕鬆地按壓穴位吧！臉龐可以面向正前方，或是稍微往後倒，放鬆臉部肌肉，閉起雙眼按壓穴位。

記住這些對眼睛有益的穴位

雖然我是眼科專科醫師，不過我也曾學過東洋醫學，也是日本東洋醫學會的專科醫師，如果患者有需要的話，我也會在治療中加入漢方藥等東洋醫學的治療方式。

大多數眼睛疲勞等情形，都是由於眼睛疾病或屈光異常所引起，不過，如果是原因不明的主觀自覺症狀，尤其是眼睛疲勞等，通常利用東洋醫學中提倡的穴位指壓法，便能有效解決。由於穴位與器官有所牽連，若是身體器官不適，與其對應的穴位就會變得僵硬，按壓時會感覺疼痛。只要稍微刺激穴道，帶走僵硬與疼痛感，便能連帶改善內臟的疲勞與問題。

雖然一般來說有效的穴位並不見得會靠近不適的部位，不過，能改善眼睛不適的穴位大多數都位於臉龐。尋找穴位的訣竅就是要輕輕按壓，找出「感覺有點痛又有點舒服」的部位。接下來將介紹對眼睛有益的有效穴位！

POINT!

臉龐上有許多與眼睛有關的有效穴位。最重要的就是要用舒服的感覺按壓。

這些就是在臉龐上對眼睛有益的穴位！

臉龐上有許多穴位都能改善眼睛周圍的緊繃感與血液循環。
不過，請大家千萬不要直接按壓眼球。

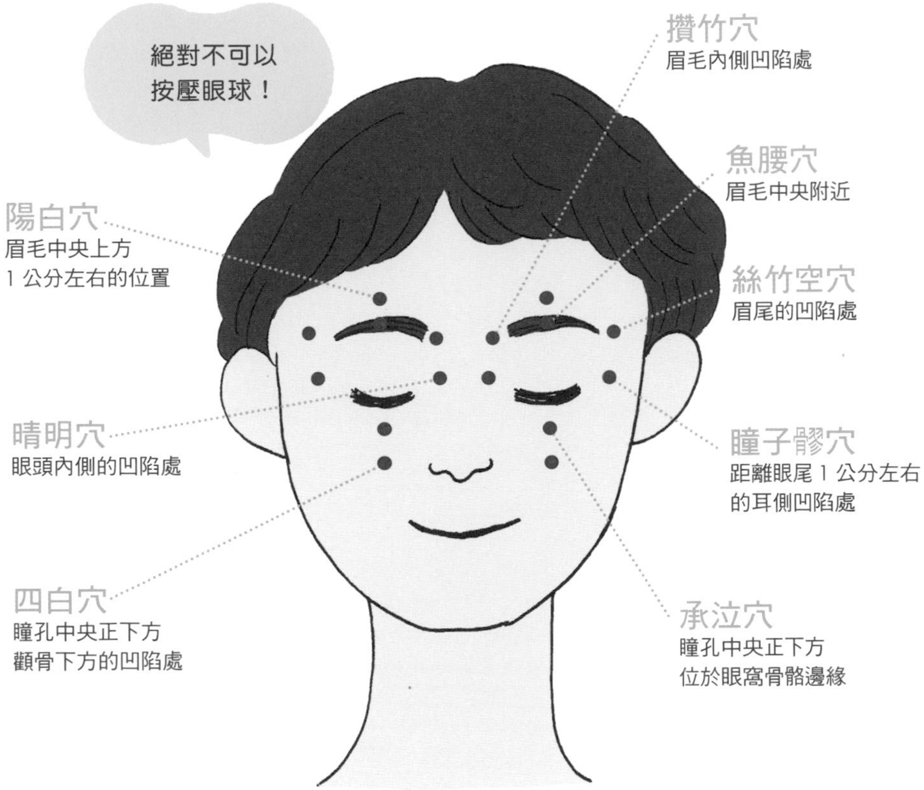

POINT!

如何順利找出穴位

穴位的位置大致上就是如上圖所示。利用指尖輕輕按壓上圖指出的位置，尋找是否有按起來有點痛又有點舒服的部位。臉龐上的穴位要使用食指、中指、無名指的指尖輕輕按壓。以 1 次 8 秒，按 3 次的頻率按壓穴位。如果是手腳的穴位，則要使用大拇指指腹會比較適合。

手腳上對眼睛有益的穴位

隨著全身上下的各種不適，也可能會連帶引起視野模糊或眼睛疲勞。
藉由按壓手腳上的穴位，也許能帶來意想不到的功效喔！

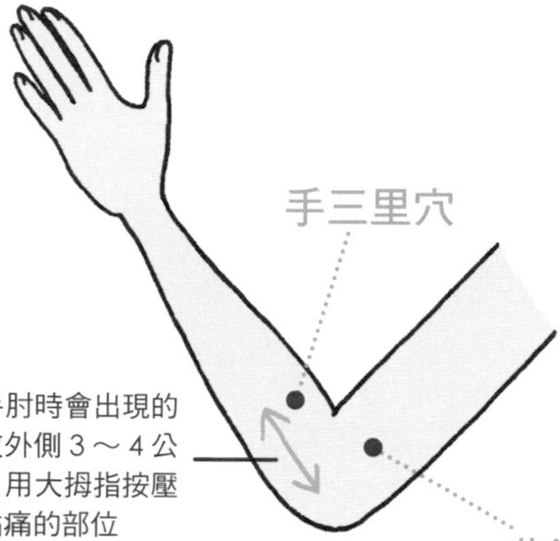

手三里穴

彎曲手肘時會出現的肘橫紋外側 3 ～ 4 公分處，用大拇指按壓會有點痛的部位

曲池穴

彎曲手肘時會出現的肘橫紋結束的凹陷處，按壓這裡可以促進上半身的血液循環，消除肩頸痠痛

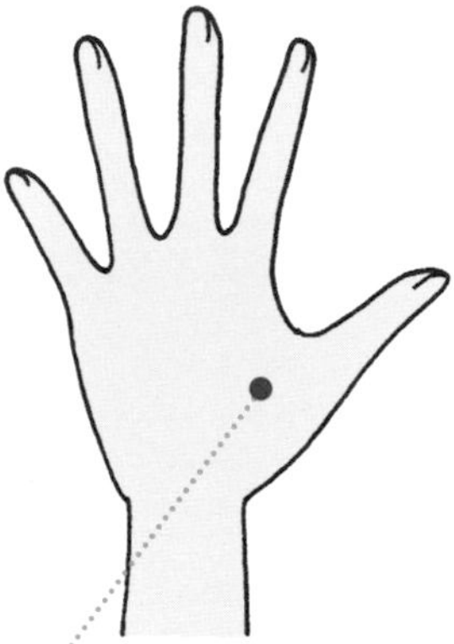

合谷穴

在大拇指與食指骨骼之間的凹陷處，按壓後會有點痛的部位。對於改善頭痛及肩頸僵硬特別有效

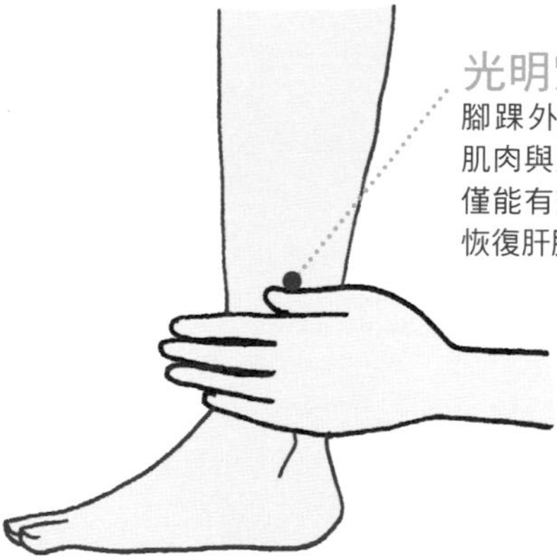

光明穴

腳踝外側上方約 10 公分處、肌肉與肌肉之間的凹陷處。不僅能有效解決眼睛疲勞，也能恢復肝臟功能

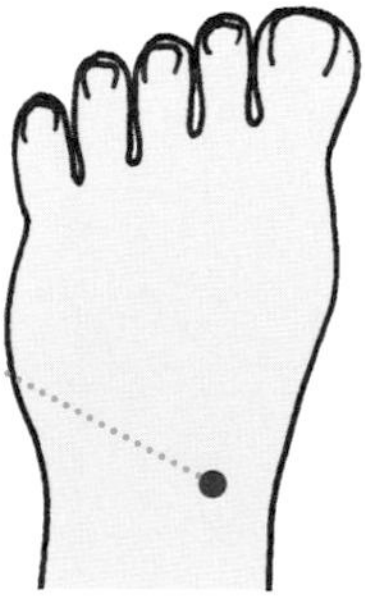

太衝穴

在腳背上大拇趾與食趾趾骨交接的凹陷處。對於解決肝臟疲勞與手腳冰冷也有效

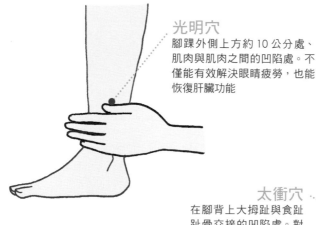

頭部與頸部上對眼睛有益的穴位

肩頸僵硬也會連帶引起眼睛疲勞。
大多時候只要刺激頭部與頸部的穴位，就能減緩眼睛疲勞的情形。

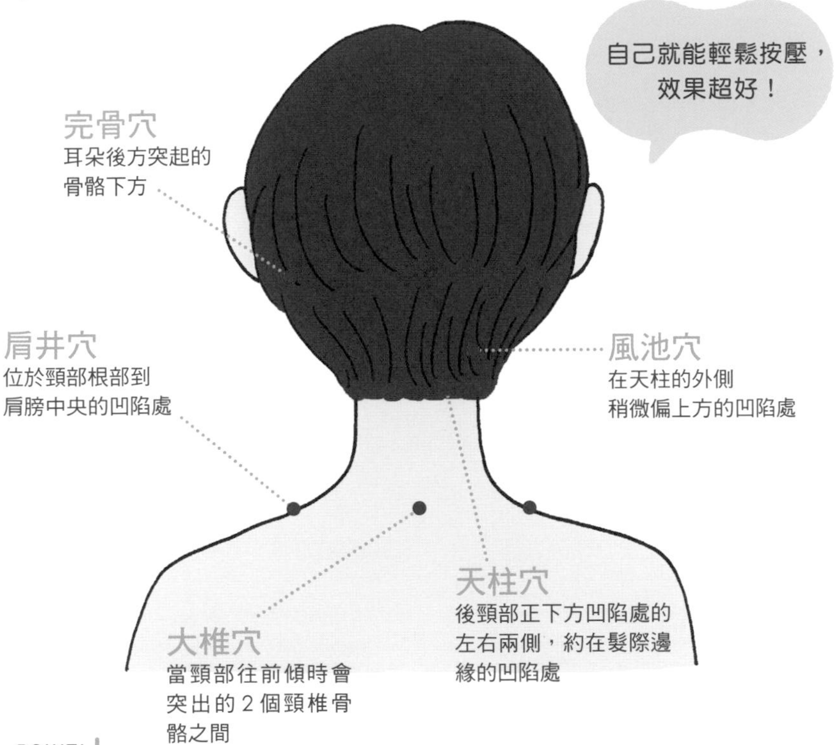
自己就能輕鬆按壓，效果超好！
完骨穴
耳朵後方突起的骨骼下方
肩井穴
位於頸部根部到肩膀中央的凹陷處
風池穴
在天柱的外側稍微偏上方的凹陷處
天柱穴
後頸部正下方凹陷處的左右兩側，約在髮際邊緣的凹陷處
大椎穴
當頸部往前傾時會突出的 2 個頸椎骨骼之間

POINT!

如何順利按壓頸部穴位

如右圖般將兩手大拇指指腹放在穴位上，其它手指則用來支撐頭部，用大拇指慢慢按壓穴位。只要找到感覺舒服的點，也可以稍微搖晃、稍加震動來給予穴位刺激。

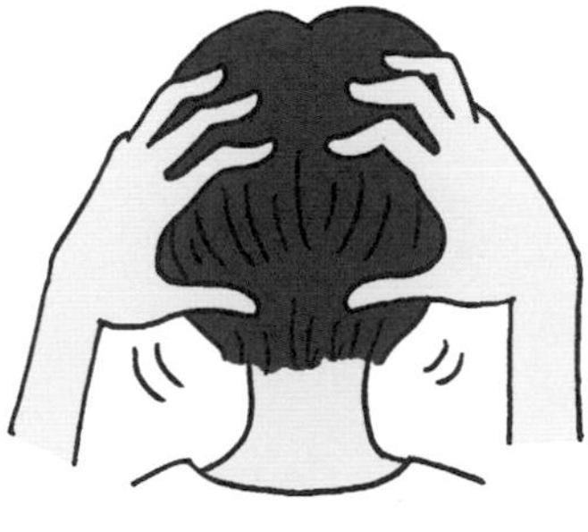

以小小的習慣改善肩頸血液循環

長時間盯著手機或電腦而感到眼睛疲勞時，也會同時感到肩頸僵硬。肌肉一旦緊繃，就會造成血液循環不良，使得眼睛更感疲憊，引發一連串的惡性循環。請大家每隔1小時就稍微伸展身體3～5分鐘，也能一併消除眼睛疲勞的情形。

此外，若是長時間以低頭或駝背的姿勢盯著手機或電腦，會讓頸部往前傾，對頸部造成太多負荷。原本頸椎應具有30～40度的弧度，但若是姿勢不良，會造成頸椎曲度變直。這麼一來，頭部重心就會往前移，使得支撐頸部的肌肉維持在慢性緊繃的狀態，連帶引發眼睛疲勞、肩頸僵硬、手腳痲痺、暈眩、嘔吐等症狀。還有可能會造成頸椎間盤突出等問題，千萬不可以掉以輕心。請調整桌椅的高度，讓耳朵、肩膀及腰骨形成一直線，以正確的姿勢觀看螢幕。

POINT!

除了眼睛之外，舒緩肩頸僵硬也能連帶改善往臉龐、頭部、大腦的血液循環。

能消除肩頸僵硬的運動

平時若是會長時間盯著手機、電腦或持續以同樣姿勢埋首辦公桌，請養成習慣每隔 1 小時就做一點舒緩的運動。

頸部的左右運動

消除肩頸僵硬的運動

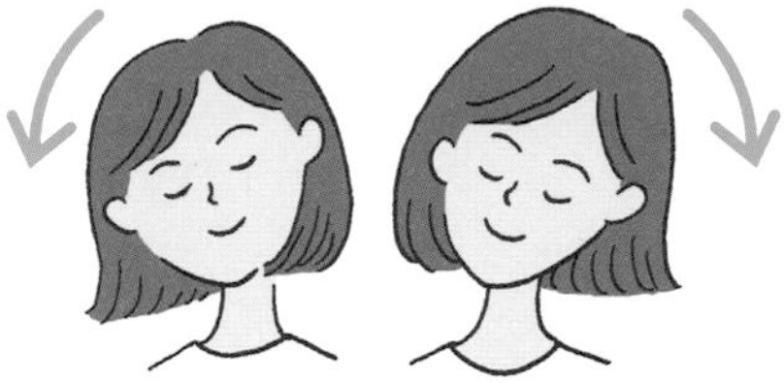

將頸部慢慢往左右兩邊傾倒，一直到感覺舒服的位置即可。

頸部的前後運動

讓持續前傾的頸部肌肉獲得伸展的運動

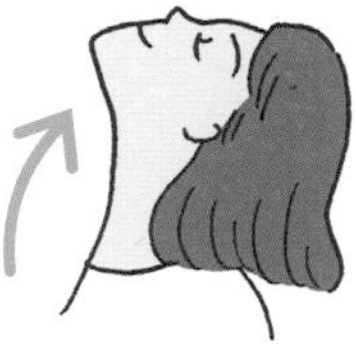

慢慢將頸部往後倒，一直到感覺舒服的位置即可。

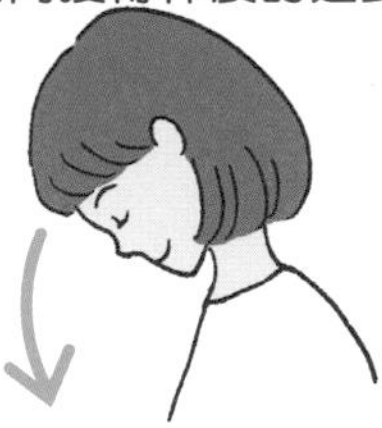

慢慢將頸部往前傾，一直到能前傾的最大範圍。

重點訊息

前傾姿勢會導致頸椎間盤突出

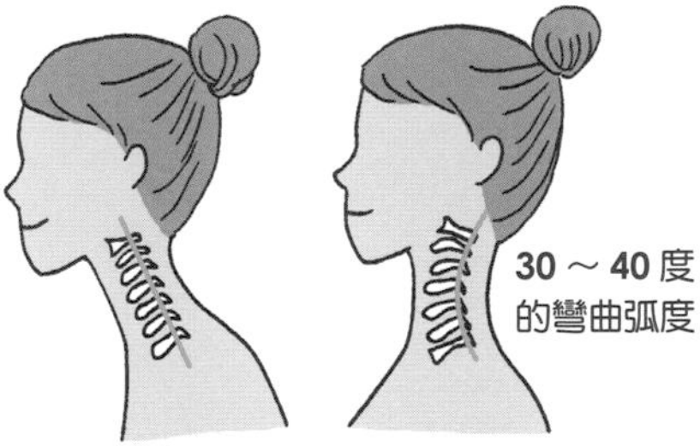

正常應呈現「く」字型的頸椎，若是長時間維持往前傾的姿勢，就會變成一直線，造成頸椎曲度變直。不只會引發肩頸僵硬，也是造成手腳冰冷、頭痛、暈眩等症狀的原因。

轉動肩膀的運動

將手臂根部當作支點轉動肩膀的運動

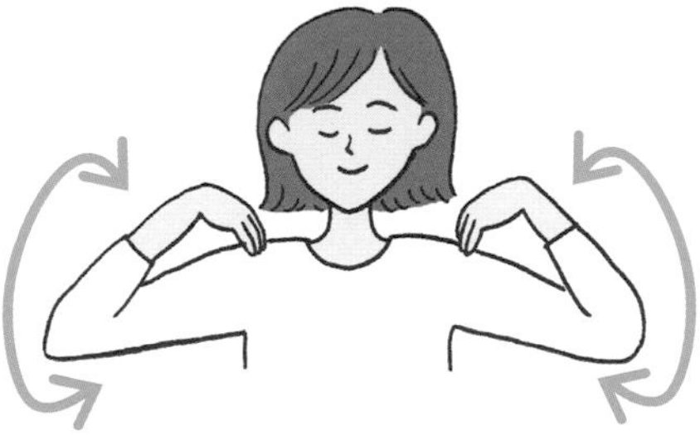

將指尖放在肩膀上，並將手肘抬到與肩膀同高後，來回轉動肩膀。將肩膀往前轉、往後轉，交互進行。

按摩頭皮讓眼睛獲得放鬆

就如同肩膀僵硬、頸部緊繃與眼睛疲勞有密不可分的關聯一樣，頭皮僵硬也會對眼睛造成很大的影響。此外，用眼過度會造成耗氧量增加，產生大量的活性氧，讓人感到疲憊不已。這也是造成肩膀僵硬與頭皮血液循環不佳的原因。若能按摩舒緩頭皮、消除緊繃感，促進血液循環，便能同時緩解眼睛的疲勞感。

以旋轉的方式按摩舒緩耳朵正上方的顳肌，也能有效改善眼睛疲勞。由於頭上也有穴位，所以平常可多按摩頭部。位於後腦杓的「天柱穴」、「風池穴」，頭頂的「百會穴」等穴位，都是可以促進頭皮血液循環的穴位（請參考第91頁）。完整覆蓋住頭蓋骨的頭皮，若是用指尖稍微施力就能挪動的話，是最理想的放鬆狀態，不過有不少現代人的頭皮卻是緊繃到完全動彈不得。請大家用指腹抵住頭皮，一直按摩到頭皮可以慢慢開始挪動為止吧！

POINT!

眼睛疲勞、肩頸僵硬時也會連帶使頭皮僵化，試著讓頭皮放鬆吧！

2 種能讓頭皮放鬆的按摩法

長時間維持相同姿勢，不僅會引起肩頸僵硬，
也常會使頭皮變得僵硬。接下來將介紹能有效舒緩頭皮的按摩法！

簡單的頭皮按摩法

「百會」位於頭頂正上方、雙耳連接起來的路徑中央。針對頸部以上的各種不適情形都非常有效，甚至對壓力、失眠、高血壓等都能帶來幫助。

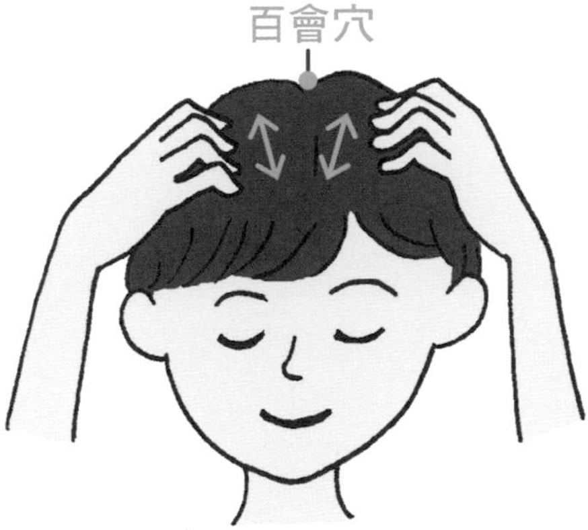

感覺就像是用雙手抱住頭部般抓住頭皮，小範圍挪動指尖，為頭皮帶來舒緩放鬆，也可以從前後左右等方向移動指尖、搖晃頭皮。漸漸地就能感覺到頭皮越來越放鬆、容易挪動。

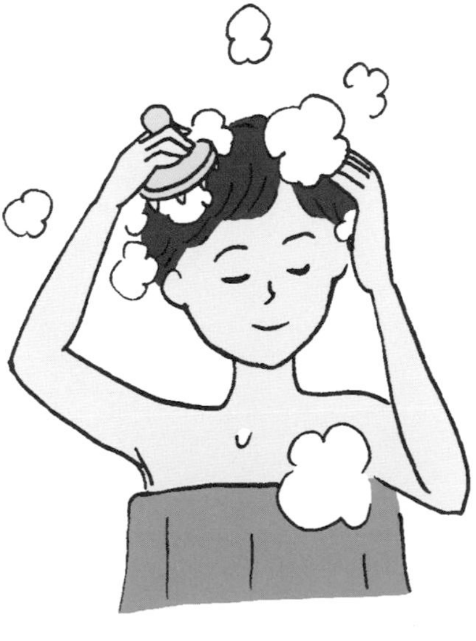

在洗頭時使用按摩梳！

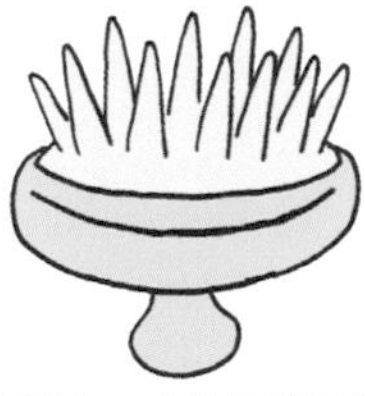

在洗頭時，利用能達到按摩頭皮功效的橡膠按摩梳或矽膠按摩板等，便能輕鬆按摩到頭皮。養成在每天洗頭時舒緩頭皮的習慣吧！

晚上泡澡讓身體溫暖起來，改善血液循環

若是伴隨著身體不適的長期眼睛疲勞，改善血液循環是最有效的解決方式。其中，泡澡是最能改善眼睛疲勞的方法。

晚上泡澡時先將肩膀以下都浸泡在約40度的溫水10分鐘左右，促進全身的血液循環；若能在泡澡水中加入自己喜愛的香氛入浴劑或精油會更有效。接下來再泡10分鐘左右的半身浴。在泡半身浴時，可以使用溫毛巾（請參考第84頁）放在眼眸上，或是按壓眼睛周圍的穴位（請參考第88頁），都能帶來不錯的功效。洗完頭髮與身體後，在淋浴間使用43度左右的溫水，沖洗眼睛周圍、頸部肌肉與肩膀等部位約5分鐘，來促進血液循環。不過，因為眼睛無法承受壓力，絕對不可以直接用蓮蓬頭沖洗眼球位置。

泡澡後2小時左右，深部體溫會慢慢下降，使副交感神經變得較為活絡，這麼一來便能擁有優良的睡眠品質，在睡著時細胞又能獲得再生，這也是泡澡的一大好處。

POINT!

以溫熱的泡澡水舒緩全身肌膚與肌肉的緊繃感、改善血液循環。

消除眼睛疲勞的泡澡方式

「泡澡」是最能改善「眼睛疲勞」的方法。
讓自己悠閒地泡澡，舒緩身體的緊繃感，同時改善全身的血液循環吧！

以溫熱的泡澡水
讓副交感神經變得活絡

晚上泡澡時建議大家悠閒地浸泡在溫熱的泡澡水中。不僅能獲得放鬆，還能促進血液循環，打開熟睡的開關。

38 ～ 41 度是
最適合的溫度

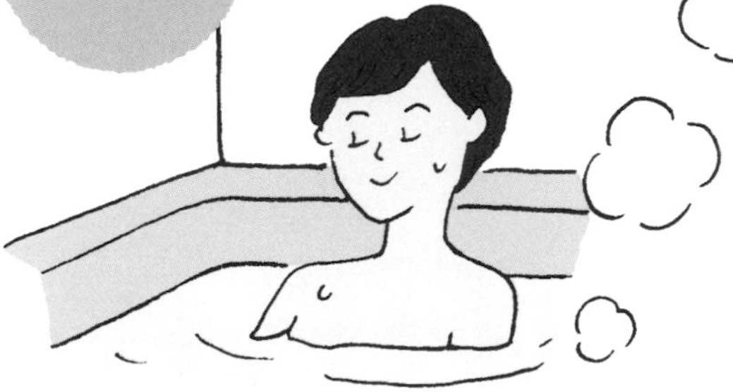

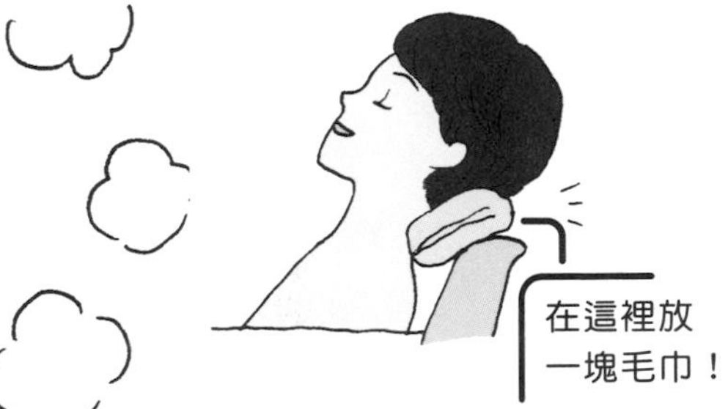

在泡熱水澡時，可將擰乾的溫熱毛巾放在浴缸與頸部之間，便能改善血液循環！

淋浴時
也要這麼做

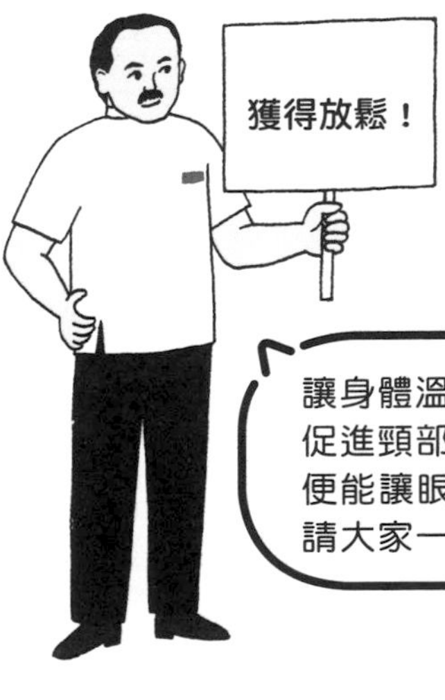

讓身體溫暖起來、
促進頸部血液循環，
便能讓眼睛變得舒爽，
請大家一定要試試！

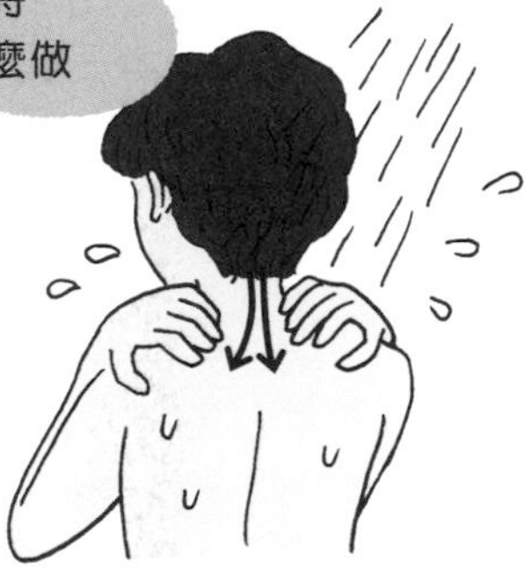

即使只是淋浴，也要用蓮蓬頭的水流沖洗後頸處，利用水壓帶來按摩的效果。沖洗髮際處到肩膀這塊區域，促進淋巴流動，便能改善頭部的血液循環。

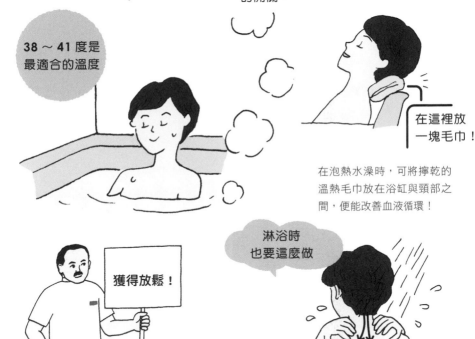

不要過度清除皮脂，乾燥部位要使用美容油

過敏與異位性皮膚炎都是會引起眼部疾病的原因之一，嚴重的話甚至還可能會造成失明，因此身為眼科醫師的我，也非常重視這些皮膚疾患。尤其是異位性皮膚炎，不僅會讓肌膚原有的防禦機能變差，還會帶來強烈的搔癢感，容易引發眼瞼的皮膚炎與角結膜炎。此外，若是因為搔癢而經常摩擦、拍壓眼睛的話，就算是年輕人也會罹患白內障與視網膜剝離，甚至形成圓錐角膜。也有些人的懸韌帶會因此變得脆弱，引起青光眼或水晶體脫位。為了避免罹患這些眼睛疾病，最重要的就是要預防肌膚乾燥。雖然一般會使用類固醇藥物來止癢，不過由於副作用較強，並不能長期使用。為了避免水分蒸發，建議在洗澡時使用含有橄欖油成分的潔膚皂，迅速清除肌膚上的髒污，沖洗乾淨後，在仍濕潤的肌膚上塗抹摩洛哥堅果油或橄欖油等天然榨取的優質油分。以淋浴的方式迅速清洗肌膚，便能保留身上自然的油分，發揮保濕效果、同時讓細胞更穩定。

POINT!

防止肌膚流失水分，維持適量油脂就能解決乾癢問題。

預防乾燥的沐浴法及美容油保養

除了臉部肌膚之外，也必須了解能預防身體乾癢的生活習慣才行。為避免泡澡或洗臉過度洗淨皮脂，建議採用品質優良的美容油來保養。

不要用力摩擦
溫柔洗淨肌膚

若是使用偏硬的沐浴巾或沐浴刷
以潔膚皂搓出大量泡泡、
用力摩擦肌膚，就會過度清除皮脂

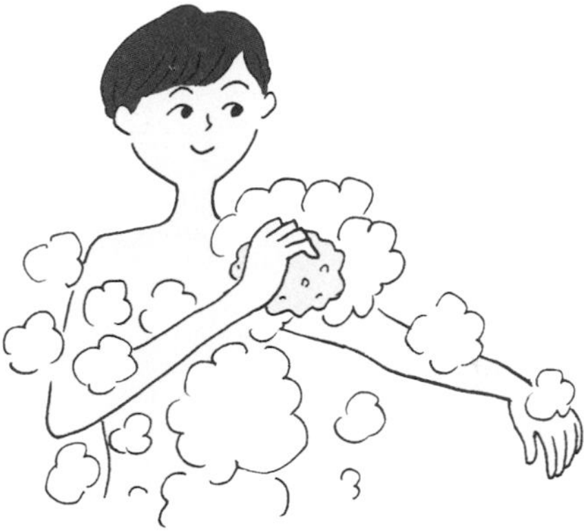

利用品質優良的
美容油來保養

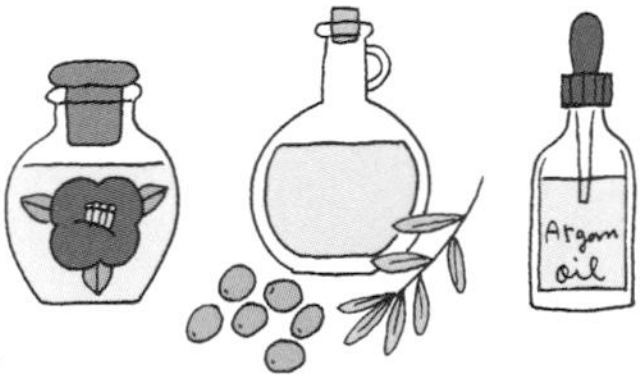

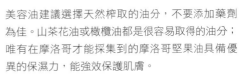

美容油建議選擇天然榨取的油分，不要添加藥劑為佳。山茶花油或橄欖油都是很容易取得的油分；唯有在摩洛哥才能採集到的摩洛哥堅果油具備優異的保濕力，能強效保護肌膚。

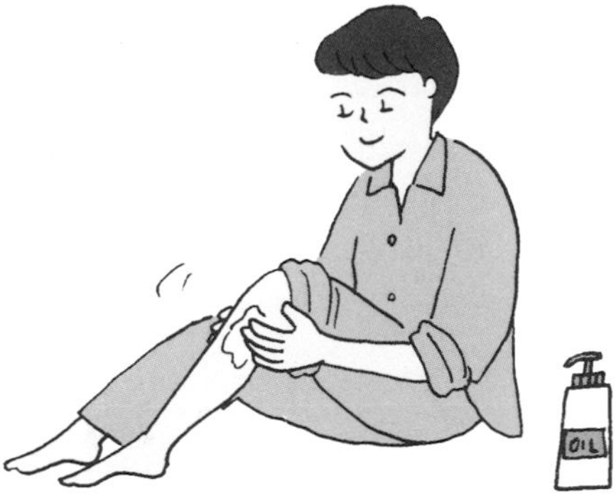

洗完澡後，在全身都塗抹上薄薄一層美容油來保護肌膚。建議在浴室塗抹，再以蓮蓬頭稍微沖掉，就不會產生黏膩感。

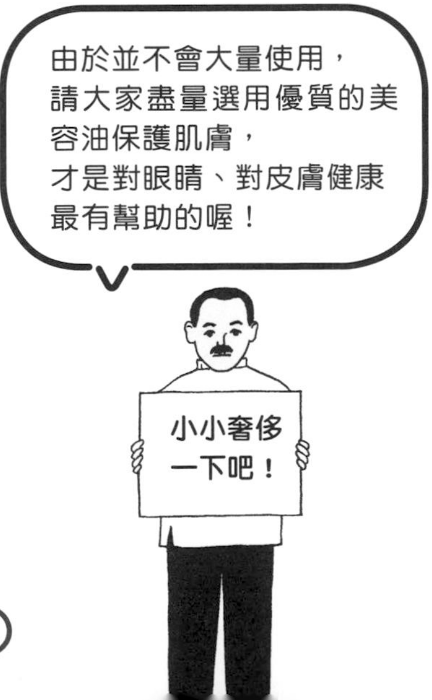
由於並不會大量使用，請大家盡量選用優質的美容油保護肌膚，才是對眼睛、對皮膚健康最有幫助的喔！
小小奢侈一下吧！

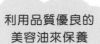

要消除眼睛疲勞，就寢前的1小時就是關鍵

從手機、電腦螢幕LED所發出的藍光，是一種短波長的光線，當藍光照射到視網膜後，訊息就會傳達到下視丘。在就寢前都一直盯著手機或電腦，會產生2個問題。一個是生理時鐘會被重新調整，讓身體誤以為現在還是白天，導致睡眠作息紊亂。另一個問題是睡眠荷爾蒙、也就是褪黑激素的分泌會大幅降低，導致難以入眠、睡眠品質低落。

若是無法獲得良好的睡眠，細胞的再生力就會下滑，不只是眼睛細胞而已，全身都會受到波及。因此，在就寢前除了不要看電腦與手機之外，還要避免使用屬於藍光的LED照明設備，把環境照得太亮。建議使用波長較長的暖色系照明，並調低亮度。為了讓副交感神經變活絡、營造出睡眠模式，可以在睡前泡個溫暖的澡，讓自己獲得放鬆，做好準備迎接一夜好眠。

POINT!
讓眼睛遠離藍光，調整自律神經迎接一夜好眠。

在一天的尾聲，讓身體與大腦獲得放鬆

**在就寢前的這段時間，請大家下點功夫提升睡眠品質吧！
絕對禁止使用會刺激交感神經、讓生理時鐘變紊亂的手機。**

**使用喜歡的香氛入浴劑
稍微做點伸展**

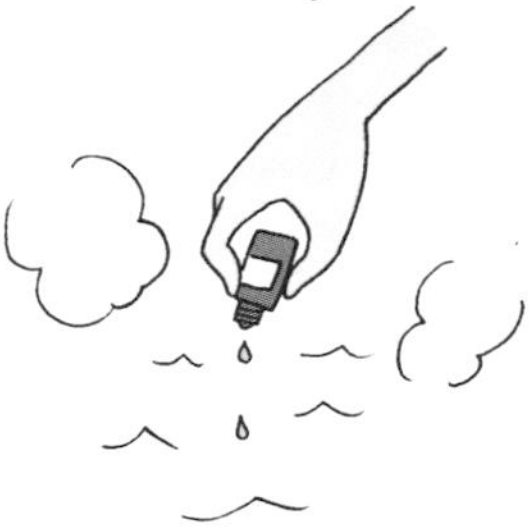

香氣可以讓放鬆時光的品質變得更好。在泡澡時不妨在浴缸裡加入 1 ～ 2 滴芳香精油。接著，在浴缸裡伸展僵硬的手腳或平常伸展不到的肌肉也不錯。

**關掉手機！營造出
光線柔和的室內環境**

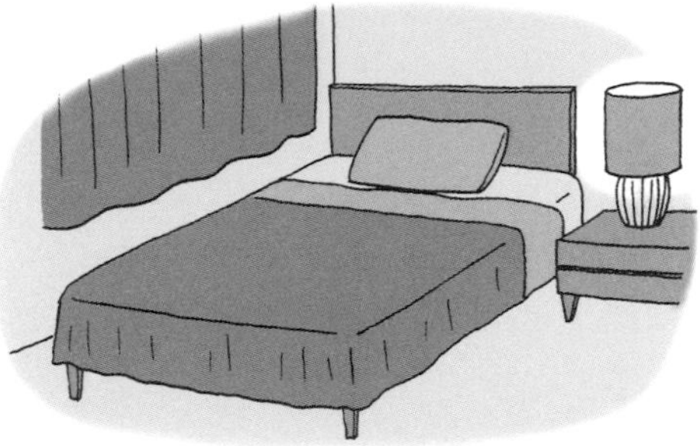

絕對禁止在就寢前還一直盯著藍光。建議將照明設備轉換成暖色調，要就寢時則關掉燈光。副交感神經變得活絡後，便能促進褪黑激素的分泌。舒適的臥房也會對細胞再生帶來好的影響。

重點訊息

陽光與照明設備就是切換身體模式的開關

現代白天與夜晚的界線漸漸消失，使得身體原有的節奏受到破壞。白天沐浴在陽光下，才能刺激交感神經，促進血清素的分泌；等到環境變暗之後，身體就會轉換成休息模式，增加睡眠荷爾蒙，也就是褪黑激素的分泌。此外，眼軸變長也是近視的原因之一。陽光的紫外線可以讓眼球變硬，避免眼軸拉長，因此也能達到預防近視的效果。尤其是小孩更應該避免熬夜。

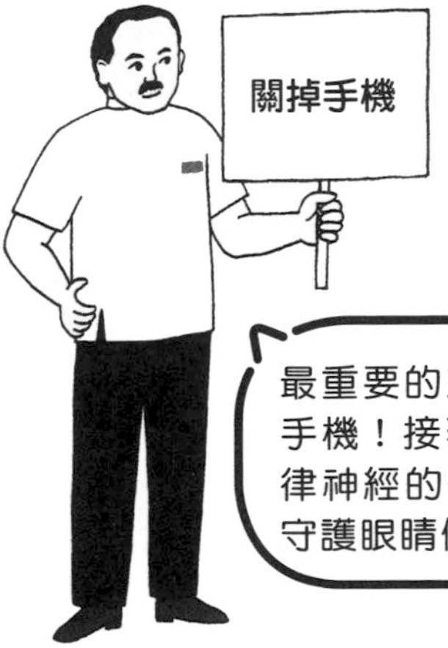

最重要的就是先關掉手機！接著再切換自律神經的作用，就能守護眼睛健康！

適度矯正視力可以降低眼睛的負擔

若是因為不喜歡戴眼鏡、不想承認自己老花眼等原因，明明看不清楚卻不矯正視力，就這樣日復一日的話，不僅會讓症狀變得更嚴重，也會引起眼睛疲勞、肩膀僵硬、頭痛等問題。「勉強看得到」跟「輕輕鬆鬆就看到」這兩者之間的疲勞感完全是天差地遠。除了近視與散光之外，一般人從20歲開始視力的調節能力就會開始下滑，因此也有人在30幾歲就開始老花。及早配戴眼鏡矯正屈光問題，不僅能讓人看得更輕鬆，還可以減少疲勞感。一察覺到自己好像看不清楚，就必須接受視力檢查。遠近兩用眼鏡的種類有非常多種，請配合自己的生活習慣選購，提升生活品質。

另一方面，小孩的水晶體還很有彈性，即使有些微遠視或散光，也能靠水晶體自行調節，但這樣會使睫狀肌變得緊繃，造成眼睛非常疲勞。因此可能也會導致小孩不喜歡閱讀、念書。如果小孩有遠視的情形，一定要及早發現，進行矯正才是最重要的。

POINT!

應依照工作或興趣等生活方式仔細考慮選擇配戴何種眼鏡。

選擇適合自己生活方式的眼鏡

請不要依照年齡來判斷，而是好好測量真正的近視、遠視、散光度數，及早進行矯正，才能盡量減少疲勞感，過著舒適的生活。

遠近兩用眼鏡的選擇方式

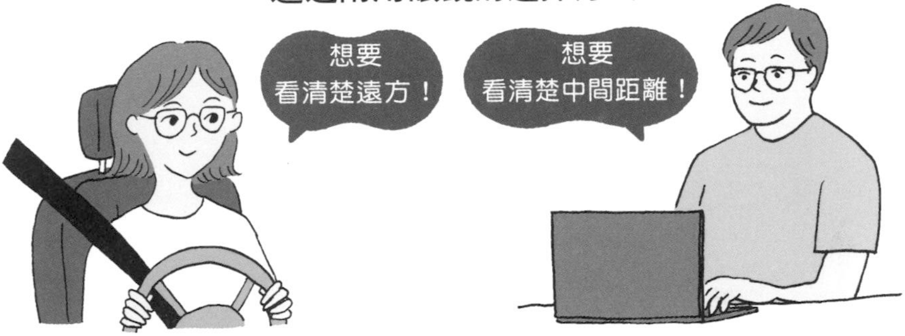
想要
看清楚遠方！
想要
看清楚中間距離！

遠近兩用漸進鏡片

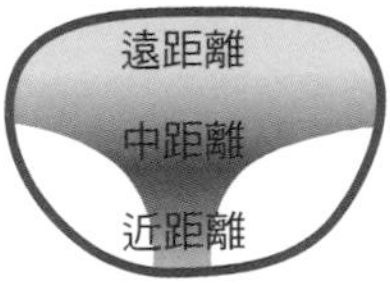

從近到遠都能看清楚

適合重視看遠的人配戴，近處的視野較狹窄。像是電腦螢幕等中距離則比較看不清楚。

中近漸進鏡片

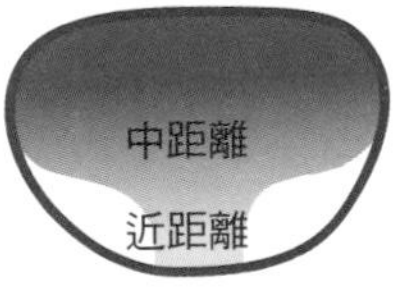
中距離
近距離

手邊 3～5 公尺左右的距離可以看得很清楚

適合重視室內生活的人配戴，也很適合做菜、閱讀，但到了戶外常會看不清楚，可能會引起不便。

近近漸進鏡片

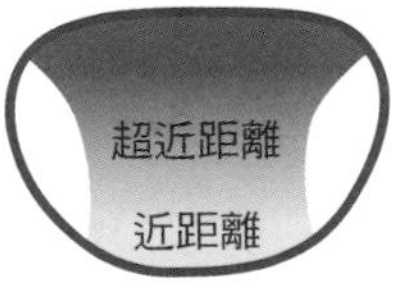
超近距離
近距離

手邊 1 公尺左右的距離可以看得很清楚

適合重視看近的人配戴，可以清楚看見電腦螢幕，適合必須輪流看手邊資料與電腦螢幕的上班族使用。

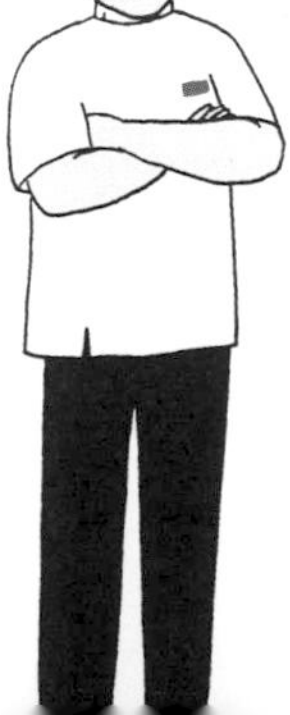

有許多種方式可以矯正視力，例如改變角膜屈光率的雷射、ICL 晶體植入手術、用於治療白內障的多焦點人工水晶體植入手術等等，除了配戴眼鏡外，也可以透過手術來矯正視力。由於醫師的手術技術會造成非常大的影響，在動手術前應審慎評估，選擇技術高超的醫師非常重要。

如何安全有效地使用眼藥水？

在藥局中有販售各式各樣的眼藥水，例如能改善眼睛疲勞、眼睛乾癢、視力調節障礙等眼藥水一字排開。使用眼藥水最重要的是在需要時配合症狀、只在一定期間內使用。舉例來說，可以解決眼睛充血情形的點眼液，其實就是血管收縮劑，能暫時讓眼白變白，但若是太常用的話，反倒會使血管擴張，最後導致眼睛總是紅通通的。眼睛平常是由眼淚作為最佳保護液，要是點了太多眼藥水，也可能會破壞眼淚的平衡。

市售的點眼液大部分都含有防腐劑，若是太常使用也可能會引起角膜受損。醫療專用的點眼液含有的防腐劑較少、甚至沒有添加防腐劑，因此請醫療機構開立處方會比較好。此外，點眼藥水的方式也是關鍵。

若是因異位性皮膚炎而容易摩擦眼睛的人，可配合體質服用越婢加朮湯、黃連解毒湯、桂枝茯苓丸等漢方中藥，便能抑制症狀。

POINT!

雖然不可以過度依賴眼藥水，但還是要在必要時正確使用。

眼藥水的使用方式

你平常不太會點眼藥水或長久以來都以錯誤方式點眼藥水嗎？現在要說明點眼藥水的方法，快趁現在來確認看看吧！

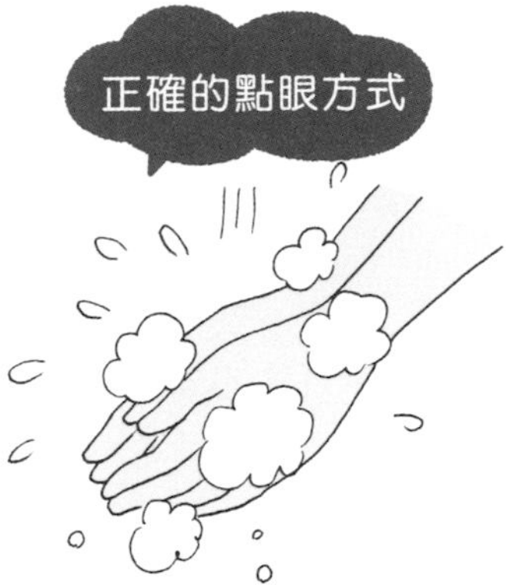

1 先仔細洗手

用潔膚皂仔細洗手。

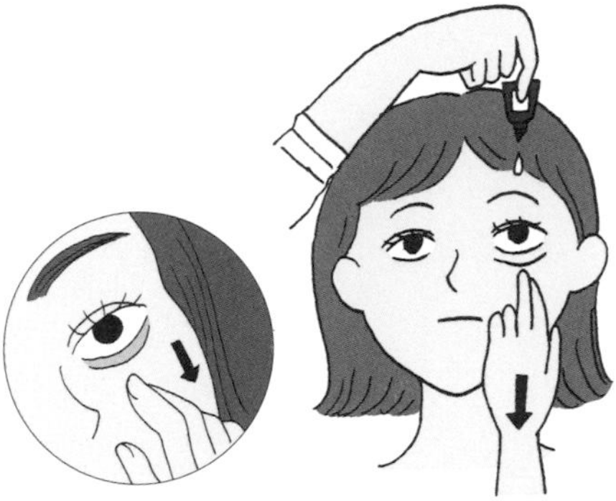

2 拉下眼瞼點眼藥水

以非慣用手的手指指腹，抵住下眼瞼下方骨骼邊緣，感覺好像在做鬼臉一樣，輕輕拉下下眼瞼，從上方滴入1滴眼藥水（1滴就很足夠了）。眼睛只要有稍微張開即可，不一定要點在黑眼珠上方。由於眼藥水的容器尖端很硬，千萬不要接觸到眼睛，以免使眼睛受傷。

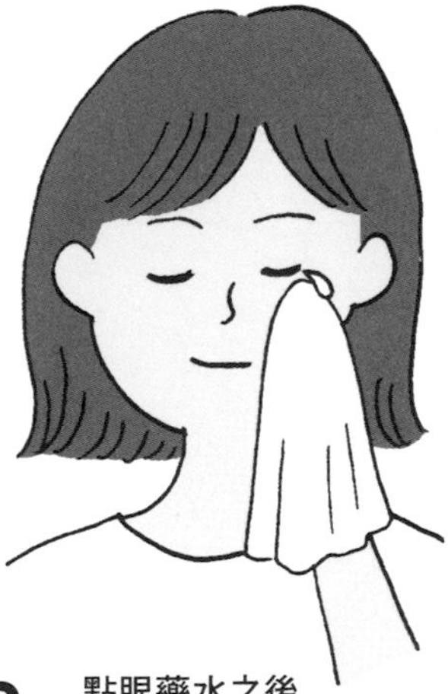

3 點眼藥水之後

點完眼藥水後要立刻閉起眼睛，將眼睛周圍的眼藥水與淚水擦拭乾淨。暫時閉眼休息一下。

重點訊息

為了止癢，一定要使用眼藥水

若是因花粉症或異位性皮膚炎而經常搔抓雙眼，就算是年輕人也很容易罹患視網膜剝離與白內障。為了避免發生這樣的慘況，最先要做的就是適度止癢。可以服用含有抗組織胺的內服藥，或是可以抑制發炎的含類固醇眼藥水。千萬不要一味排斥用藥，因為隨著症狀不同，用藥也會有所改變，應依照醫師指示控制用藥才是正解。

專欄

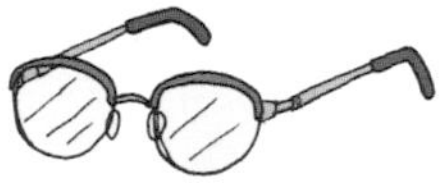

02

預防就是最大的治療 每天都要用心守護重要的眼睛

人類有 9 成的訊息都是從雙眼得知，在現代社會中，眼睛特別容易感到疲勞、罹患疾病。再加上並沒有骨骼保護眼睛、而是直接暴露在外，比其它器官更容易受到損傷。不僅如此，近年來幾乎所有年齡層的人都大量使用手機，長期受到手機螢幕的 LED 光源照射，視網膜損傷絕對是現代人即將面臨的大問題。

我們生活在非常不利於眼睛健康的時代，我自己也會盡量以飲食、運動、睡眠來調整生活步調，在就寢前活絡副交感神經，促進血液循環，讓負責調節眼睛的睫狀肌獲得休息。若是感到眼睛疲勞時，建議大家利用溫熱的毛巾熱敷雙眼，消除疲勞感。在開車、使用電腦或手機時，則必須配戴抗藍光或抗紫外線的眼鏡來保護視網膜。在當今大家都豐衣足食的時代，罹患糖尿病的比例越來越高，建議採取限制醣類攝取的飲食方式，便能有效預防糖尿病視網膜病變。

每天時時刻刻做好預防，便能遠離眼睛疾病與視力下滑的風險。還有，就算已經動了最先進的眼睛手術，也要繼續維持保護眼睛的飲食與生活習慣喔！

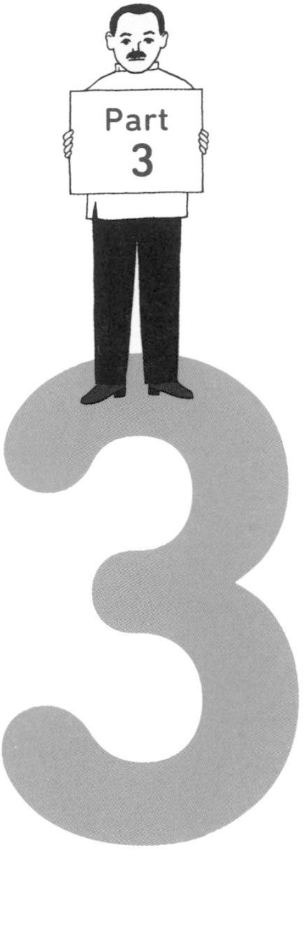

在眼科接受眼睛治療的注意事項

一旦眼睛感到不適，
就一定要趕緊去找醫術精良的眼科醫師接受最好的治療。
醫師會詳細解說常見眼睛疾病的原因與治療方式。

在接受眼科醫師治療時的評估重點

在本章節中，我即將說明必須在眼科接受治療的眼睛疾病。雖然像眼睛疲勞或乾眼症等，可以藉由Part2介紹的飲食生活與自我保養來改善及避免惡化，但如果是白內障、青光眼、視網膜病變、黃斑部病變，就非得要接受醫師的治療不可。

許多眼睛疾病只要透過手術就可以解決，但是在現在這個時代，為了達到最好的治療成果，患者本人也必須要擁有相關知識才行。現在就一起來了解眼睛疾病的知識及治療方式吧！首先請大家要知道，在眼科所接受的治療，會受到醫師的技術及經驗非常大的影響。到目前為止，來到我診所就診的患者中，有不少人都讓我不敢置信：「以前怎麼會接受這樣的治療呢？」如果你以為，在每一家醫療機構都可以用一樣的費用接受同等級的治療，那就大錯特錯了。尤其是基本的手術，才特別考驗醫師的技術，因為這會影響到手術後的視力。基本上眼睛疾病比較沒有那種十萬火急的緊急狀況，患者都還能保有時間上的餘裕。所以請大家不要著急，好好思考清楚自己該去哪裡接受治療。為了以防萬一，事先做好調查會比較放心。在此我要介紹幾種大家容易陷入的迷思。

・離家近、就診很方便？

舉例來說，動白內障手術只要前往醫院幾次而已。如果只是因為離家近，就選擇技術不佳的眼科，難道以後的好幾十年都要忍受看不清楚所帶來的不便嗎？

・大醫院比較放心？

大型醫院中並不見得就一定會有醫術精良的醫師。也有些綜合醫院或大學附設醫院的內科名氣很大，但眼科就不怎麼樣……，也可能會由經驗較少的醫師負責手術。請大家事先確認醫師做過多少手術、技術如何，再選擇是否要找該醫師動手術。

・價格便宜、負擔較低？

眼睛的手術不可能動好幾次。請大家仔細思考在價格便宜的背後藏有多少風險。別忘了萬一手術失敗，還要再付一次醫療費來動手術彌補。

・不建議患者動手術就是好醫師？

如果明明就是只能透過手術才能治療的眼睛疾病，醫師卻告訴患者：「不必急著現在動手術，再觀察看看吧？」也許有些人會認為這樣的醫師是很替患者著想的好醫師，不過，這樣的醫師也可能只是認為「比起手術失敗、不如再拖一段時間」，對自己的技術沒有自信罷了。

白內障是因為水晶體混濁導致視力下滑

在眼睛疾病當中，因年齡增長最容易發生的就是白內障。白內障的原因是水晶體混濁，就像年紀大了肌膚會變黯沉一樣，水晶體老化之後也會變得混濁。原本應該是透明的凸透鏡變混濁後，就會讓人看不清楚。白內障的症狀因人而異，除了看東西會變得白濛濛、模糊之外，也有些人會看到2、3層疊影、視野陰暗、眩光、感覺近視加深等等，症狀差異甚大。由於惡化速度很慢，因此許多人都不會察覺到自己的視力越來越差，這也是白內障的特色之一。包含症狀較輕的人，在50歲以上罹患白內障的比例是50％、60歲以上是80％、70歲以上是90％、80歲以上則幾乎是100％的人都患有白內障。最近40多歲就罹患白內障的人也越來越多。雖然有些人會覺得等到症狀變嚴重再動手術就好，不過我認為尚在看不清楚的階段，就及早動手術比較好。因為植入多焦點人工水晶體後，幾乎就可以用裸眼看得一清二楚，而且若是不積極處理白內障，也很容易引發青光眼，所以建議大家及早動手術治療白內障。

POINT!

原本應是透明的水晶體之所以會變混濁是因為蛋白質變性的緣故。

何謂白內障？

白內障是由於位於角膜後方的水晶體，也就是凸透鏡局部混濁所引起的疾病。依照混濁情形與混濁的部位，症狀會有很大的差異。

白內障是這樣的狀態

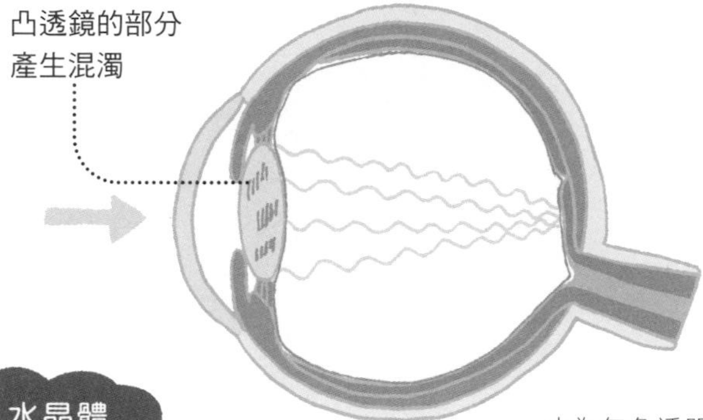

本為無色透明的水晶體，隨著年齡增長或操勞過度，會逐漸氧化變質，產生混濁，這就是白內障。

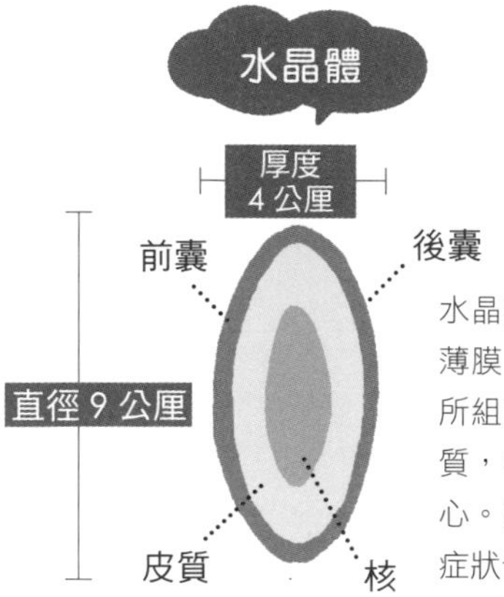

水晶體表面是一層名為囊的薄膜，內部則是蛋白質與水所組成的無色透明凝膠狀皮質，中央則有受到壓縮的核心。隨著混濁的部位不同，症狀也會所不同。

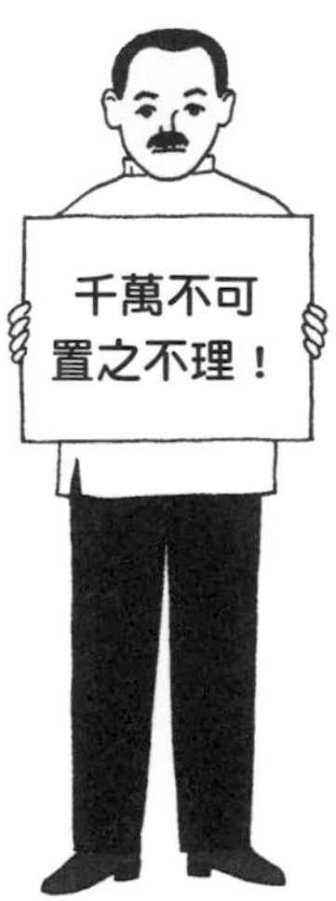

要是對白內障置之不理，水晶體會漸漸膨脹，虹膜被往上提，使得眼睛內部的水流情形變差，導致眼壓上升，演變為青光眼。這也就是為什麼一旦發現白內障，就要及早動手術的原因。

唯有動手術才能治好白內障

現階段，白內障只能透過手術才能治癒，沒有藥物可以治療。水晶體包覆在一層囊中，裡面有細胞與蛋白質，就像是膠囊一樣。所謂的白內障手術就是要取出混濁的細胞與蛋白質組織，再將人工水晶體植入囊中取而代之。藉由清除混濁的組織，便能讓透明度恢復如常，再利用人工水晶體重見光明。

依照人工水晶體的種類與選擇方式不同，手術後重見光明的感受也不盡相同。目前適用於健保給付的單焦點人工水晶體，正如其名只能看見一個焦點，想要看見其它距離的物品則必須配戴眼鏡。另一方面，近年來技術非常發達的多焦點人工水晶體，則可以對焦到各種距離的物品，還能矯正散光，甚至解決老花問題。也就是說，手術後在所有場合幾乎都可以直接用裸眼看得一清二楚。不過兩者各有優缺點，並沒有適用每個人的完美方式。請大家從遠近2焦點、多焦點、3焦擴展景深等人工水晶體中，選出最符合自己需求的人工水晶體（請參考第121頁）。

POINT!

混濁的水晶體無法重新恢復透明。只有手術才能治療，卻能有多種選擇。

白內障手術的流程

近年來，白內障手術的術前麻醉是點入局部麻醉眼藥水，對角膜與水晶體的傷害極少，且由於是將混濁的水晶體震碎之後再吸出，因此不會對眼睛造成太大負擔。

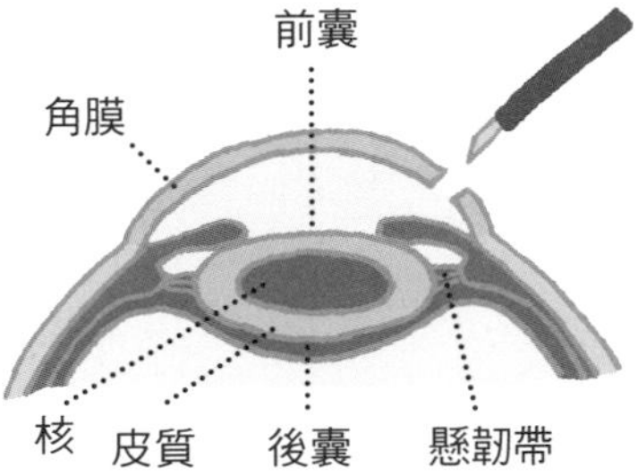

1 點眼藥水進行局部麻醉。

2 微微切開角膜表面，利用 CCC 鑷子在水晶體前囊劃開圓形開口。

這裡進步了！ **傷口較小**

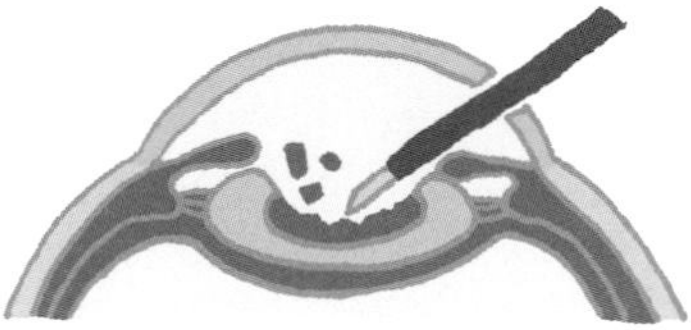

3 利用超音波探針從前囊的開口進入眼內，仔細震碎水晶體內部的核，再以吸除方式吸出。同時吸出薄薄的皮質後，將後囊（囊的後側）也打磨乾淨，留下乾淨的囊。

這裡進步了！ **震碎後乳糜化**

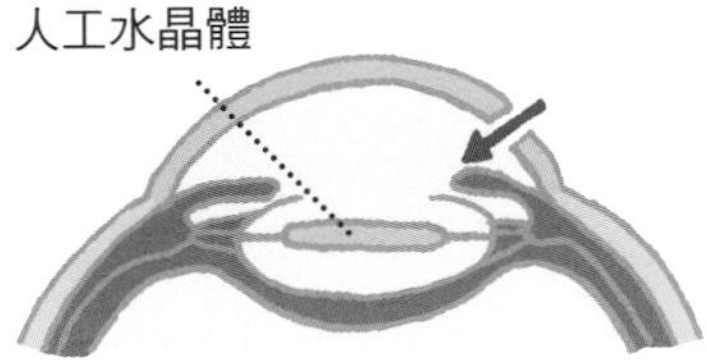

4 在囊中注滿稱之為黏彈劑的特殊液體，再利用細細的管子植入摺疊過的人工水晶體。將支架角植入內部固定，便能讓人工水晶體平穩地放置於眼睛內。

5 手術完成！由於白內障手術是屬於可以自我癒合、無須縫合的手術，傷口會因眼壓而自然癒合，因此不需要縫合，而且手術後也不會引起散光，視力恢復快。

依照眼科醫師的技術與設備會略有不同。這裡介紹的是在我的醫院中進行白內障手術的流程。傷口大小與對眼睛的負擔會因為技術、設備而有所不同，請事先調查清楚再前往就診。

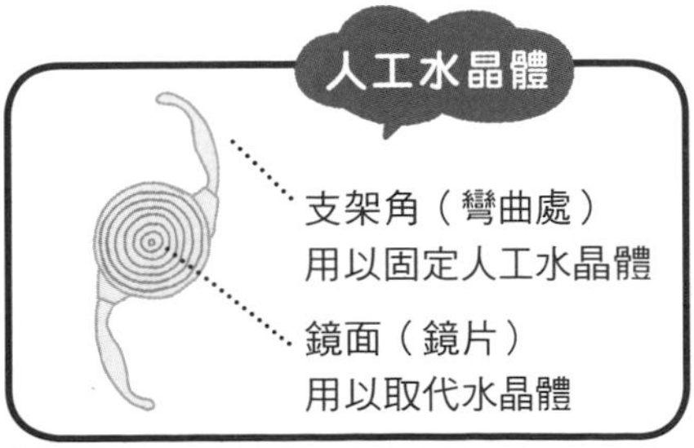

進行白內障手術前後的注意事項

雖然每個人的情況都不一樣，不過現在是人人都很長壽的時代，每個人都很有可能會需要動白內障手術，希望大家可以先了解手術前的流程。平常就要時時確認自己左右兩眼的視力情形，一旦覺得看不太清楚，就要前往值得信賴的眼科就診。有時白內障也會併發青光眼或視網膜病變，應全面性地進行眼睛治療。

確定為白內障後，如果是造成視力不佳的原因，就必須考慮動手術。由於白內障手術不急，可以仔細評估要何時、在哪裡動手術。如果要動手術，眼科醫師的技術與經驗非常重要，選擇何種人工水晶體也會大幅影響手術後的用眼方式。如果是我的話，會採用點眼藥水式麻醉法、免縫線切開、核垂直分割法等，在短時間內為患者動手術。而人工水晶體則有單焦點人工水晶體及各式各樣的多焦點人工水晶體，若希望可以幾乎靠裸眼就看得一清二楚，建議植入多焦點人工水晶體，若希望以健保治療，則可選擇單焦點人工水晶體，手術後再配戴眼鏡矯正視力。

POINT!

從選擇醫療院所、診斷、人工水晶體等，手術日期也要考量到前後的行程再安排。

白內障手術的行程規劃

只要懷疑自己可能是白內障，就要前往可以動手術的眼科就診。
在此介紹從初診到手術結束後的標準流程。

1 向值得信賴的眼科醫師就診

選擇一位醫術精良的眼科專科醫師至關緊要。可藉由書籍或網路口碑盡量蒐集資訊。分辨哪些是廣告、哪些是真正的好評也非常重要。

2 初診＆檢查

醫師問診後，還要接受視力檢查、顯微鏡檢查、散瞳檢查、眼底檢查等檢查項目。

3 診斷

醫師會說明患者目前白內障的嚴重程度，如果適合動手術的話，也會一併解釋手術內容、手術前需做的準備，以及人工水晶體方面的注意事項。

4 術前精密檢查

確定要動手術的話，就必須接受精密檢查，醫師會說明該如何選擇人工水晶體（請參考第 120 頁）與費用（請參考第 124 頁）。

5 選擇人工水晶體

如果原本有配戴隱形眼鏡，為了避免角膜歪斜，要在 1 個月前停用隱形眼鏡，再接受檢查。至少要取得 3 次以上的檢查數據，確認眼睛狀態是否穩定。若選用多焦點人工水晶體，清除誤差更是特別重要。請參考醫師建議與自身需求，選擇最適合的人工水晶體。

6 決定手術日期

由於在動手術前無法配戴隱形眼鏡、手術前 1 週要謹慎留意不可以讓異物或髒污進入眼睛，如果要旅行或運動，就必須間隔一定的天數才能進行，請仔細考量過自己的行程後，再決定手術日期。手術的前 3 天就要開始點抗菌眼藥水。

7 手術當天

- 早餐吃點輕食即可
- 抵達眼科後，進行術前檢查
- 點眼藥水局部麻醉
- 換穿手術衣、進入手術室
- 服用鎮靜劑
- 術後要多休息，配戴醫療用護目鏡

手術約 5 分鐘左右

回家 or 住院

8 手術後的檢查

- 隔天或再隔天進行術後檢查
- 術後一段時間需點眼藥水
- 接受定期檢查

手術後 1 週外出時
必須配戴醫療用護目鏡

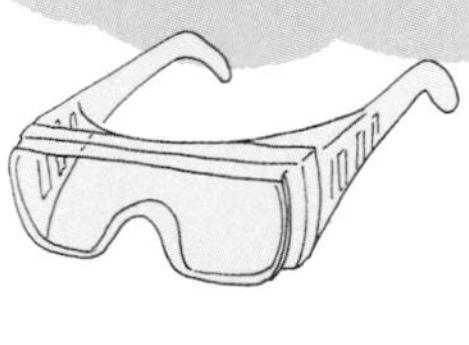

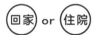

就診日當天的注意事項

由於手術後暫時還不能恢復原本的生活，若有婚喪喜慶等無法延期取消的行程，請調整手術日期。

初診時應攜帶的物品

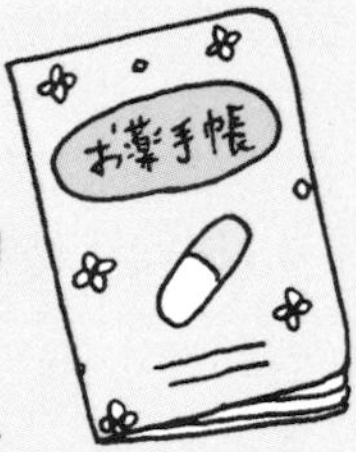

- ☑ 健保卡
- ☑ 平常配戴的眼鏡
- ☑ 目前使用的藥物名稱或開立處方的醫療機構名稱（例如用藥手冊等）
- ☑ 如果可以事先取得基本資料表，可以先填好帶去
- ☑ 血糖值等數據（糖尿病患者）
- ☑ 可遮光的太陽眼鏡（點散瞳劑後使用）

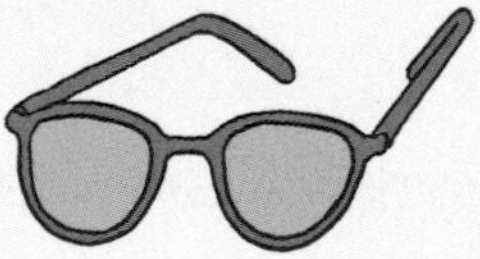

前往診所時的注意事項

在視力完全恢復前請勿自行開車或騎車

在眼科會點散瞳劑，讓瞳孔放大進行檢查。點入散瞳劑後會有 4-6 小時左右看不清楚，因此不可以自行駕駛車輛。若擔心行走不便的話，可以請家人或朋友陪同一起看診。

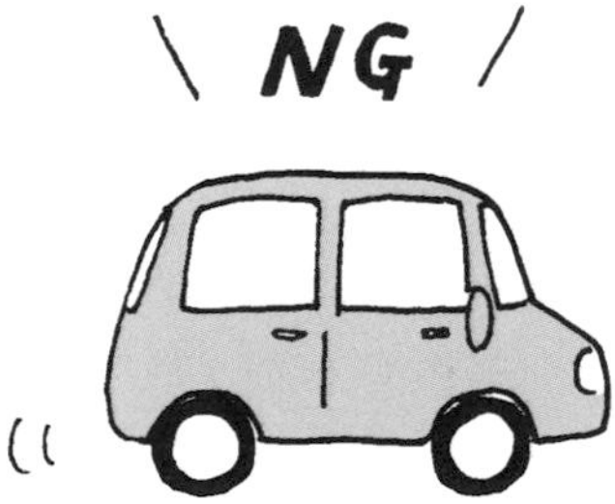

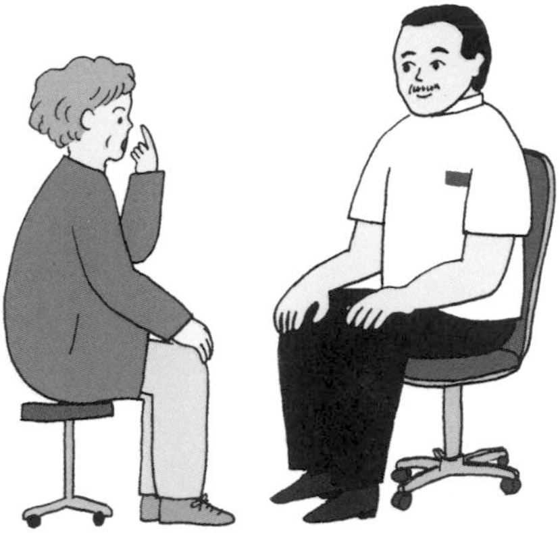

問診時要記得告訴醫師

是否有除了眼睛以外的重大疾病、曾動過什麼手術？

何時罹患了什麼疾病、接受了何種治療？

是否曾被診斷出糖尿病、前期糖尿病？

目前的血糖值、服用中或使用中的藥物？

平時有配戴眼鏡嗎？

看遠用（近視）、看近用（遠視、老花眼）、遠近兩用

平時有配戴隱形眼鏡嗎？

配戴的是軟式或硬式隱形眼鏡？最後一天配戴的日期是？

平時有無抽菸、喝酒的習慣？

是否有 B 型、C 型肝炎、梅毒、愛滋病等傳染病

關於目前的症狀

一定要告訴醫師這 3 點：「從何時開始」、「哪一隻眼睛」、「什麼樣的症狀」。

以前曾在眼科接受過治療或手術嗎？

具體告訴醫師「何時」、「哪一隻眼睛」、「在哪裡（醫療機構名稱）」、「進行了何種治療、手術」。

以前眼睛曾受過外傷嗎？眼睛或頭部遭受過重擊嗎？

目前有正在看病的醫院嗎？（除了眼科以外的治療也要全部告訴醫師）

具體告訴醫師，自己目前「因何種疾病」、「在哪一間醫療機構」接受治療，醫師開立了「什麼藥物（藥劑名稱）」，是否有聽說目前的藥物會引發什麼樣的副作用等。

手術結束之後

戴上護目鏡 回家或住院

手術結束後雖然眼睛立刻就看得見了，不過，視力還需要一段時間才能完全恢復。手術後應戴上護目鏡，如果要回家的話，應請人陪同，不要使用大眾交通工具。隔天必須回到眼科進行術後檢查，因此若是家裡住得比較遠的話，不妨住在眼科附近的旅館、或是考慮住院。手術之後，醫師會依照患者的情形建議住院或返回家中，請聽從醫師指示。

雖然白內障手術的麻醉只是採用眼藥水進行局部麻醉而已，但由於還有服用鎮靜劑的緣故，手術後走路可能會搖晃不穩。要是撞到人會很危險，所以絕對嚴禁長時間步行、或是使用大眾交通工具回家。

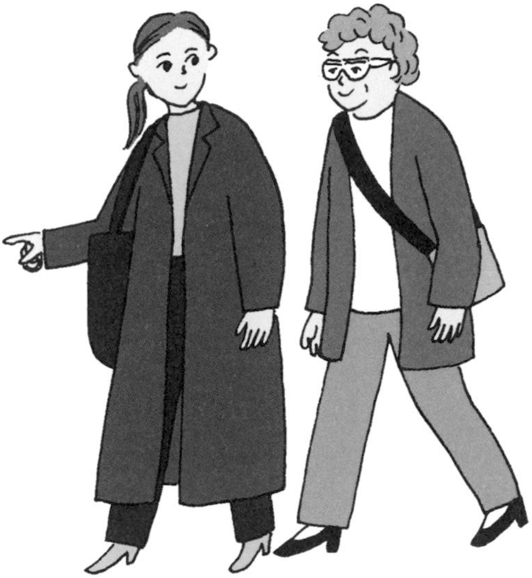

回家時的注意事項

就算是動完手術的當天就可以回家，也應避免長時間搭車、或走在人潮混雜的地方。

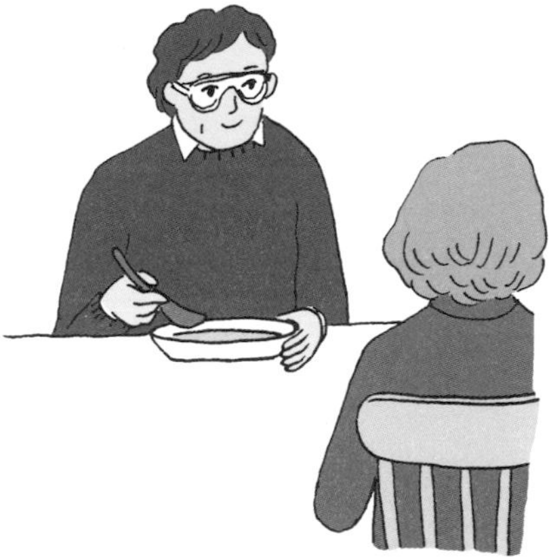

飲食可以如常

手術後在飲食方面可以跟平常一樣，不過，至少 1 週內不可以喝酒。

可以恢復正常生活的時間表

洗臉

手術 1 週之後才可以用水洗臉。手術後 3 天應使用濕紙巾等，避開眼睛擦拭臉部即可。

泡澡

手術的隔天只能用淋浴的方式沖洗頸部以下的身體部位。泡澡要等到手術後第 3 天才可以，不過一定要多留意別讓溫水或泡沫接觸到雙眼。手術後要使用醫師開立的眼藥水來點眼睛。

洗頭

手術後第 3 天就可以到美容院洗頭，如果是自己洗的話則要等到 1 週後會比較妥當。最重要的是要留意別讓任何異物接觸到雙眼，以預防感染。

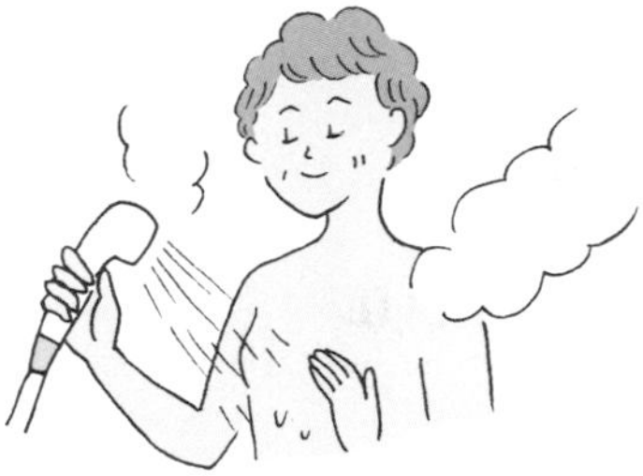

	當天	隔天	3 天後	1 週後	1 個月後
洗臉	×	×	×	○	○
洗頭	×	×	△	○	○
泡澡	×	×	△	○	○
化妝（不含眼妝）	×	×	△	○	○
化妝（眼妝）	×	×	×	×	○
工作（文書工作）	×	×	△	○	○
工作（勞務工作）	×	×	×	△	○
購物	×	×	△	○	○
散步	×	×	○	○	○
運動	×	×	×	×	○
游泳	×	×	×	×	○
旅行（近處）	×	×	×	△	○
旅行（遠方）	×	×	×	×	○

配合生活作息選用適合自己的人工水晶體

白內障手術中，選擇人工水晶體也是很重要的一環。能清晰看見任意1個焦點的單焦點人工水晶體，可適用於健保給付。若問題不只近視或遠視，還有散光與老花眼需要治療，希望以裸眼看近、看遠、看中間，則必須自費使用多焦點人工水晶體。若只用價格衡量，很容易因小失大。若選擇單焦點人工水晶體，手術後仍需要配戴眼鏡，不僅要花錢配眼鏡、配戴眼鏡也可能會造成麻煩；而若選擇多焦點人工水晶體，光靠裸眼就能看見很大的範圍，就算不戴眼鏡也幾乎都看得清楚。不過，也必須配合自己的生活作息審慎評估，像是閱讀等看近物對自己比較重要、還是開車等看遠處比較重要，依照目的選擇適合的人工水晶體，才能得到滿意的結果。即使是選擇單焦點人工水晶體，也可以採用我所研發的「單眼融視法」，便能光靠裸眼看到相當大的範圍。原理是讓一邊眼睛植入焦點對到近處的人工水晶體、一邊眼睛植入焦點對到遠處的人工水晶體，讓大腦選擇要接受哪一側的資訊，無論是看遠看近都能一清二楚。

POINT!

每個人選擇人工水晶體都有自己的考量應深入了解價格與效果再做選擇。

人工水晶體的種類與特色

這裡要介紹人工水晶體的種類、效果與選擇方式。
先了解相關的知識後，才能獲得理想中的視力。請大家謹慎評估。

單焦點人工水晶體

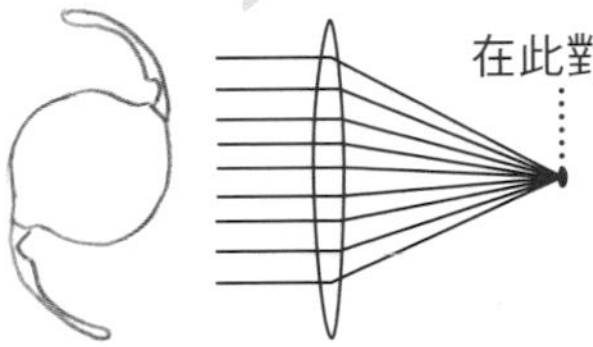

單焦點人工水晶體的對焦距離只有 1 種。應配合自己最重視的距離來選擇度數。

多焦點人工水晶體

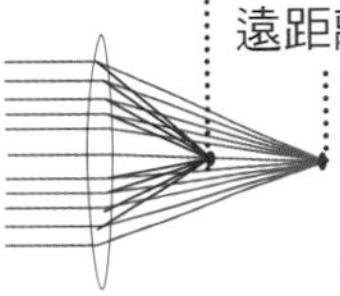

有好幾種對焦距離的多焦點人工水晶體種類繁多，例如：2 焦點、3 焦點、延長景深等。除了可以矯正散光之外，還有能阻擋藍光的多焦點人工水晶體。雖然偶爾可能出現夜間光線暈開的光暈現象、或是因散射光線造成看不清的眩光現象，不過隨著時間過去都會越來越少。不只可以解決近視或遠視問題，還能治療老花及散光。

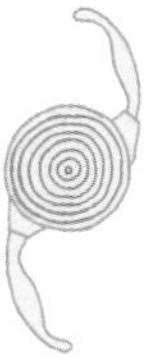

多焦點人工水晶體的種類與特色

不僅想看手邊的物品、
也想看電腦螢幕及遠方！

→延長景深人工水晶體

無論各種距離都能看得自然清晰。可選擇近距離到中距離，或是中距離到遠距離。也可以為左右眼選擇度數稍微不同的人工水晶體，利用單眼融視法涵蓋所有的範圍，還可以阻擋藍光，是最受歡迎的人工水晶體。

→遠中近 3 焦點人工水晶體

2 種近距離對焦與 1 種遠距離對焦的 3 焦點人工水晶體，能符合閱讀、看電腦、駕駛車輛等目的。無論是閱讀或開車時都能看得一清二楚。問題是 10 年後水分可能會進到人工水晶體中，產生被稱之為香檳液泡的混濁情形，可能導致視力下滑。若是產生混濁，就要截斷人工水晶體震碎之後再取出。

雖然有散光，但還是想要用裸眼
看清楚近處、中距離與遠方！

→散光矯正型多焦點人工水晶體

一旦選擇多焦點人工水晶體，基本上無論遠近都能看得一清二楚，如果是有散光的人，則要選擇能矯正散光的款式，才是看得舒適的重要關鍵。選用能矯正散光的多焦點人工水晶體，原則上就不必再配戴眼鏡，讓生活變得更輕鬆舒適。

喜歡閱讀文字！
外出時也希望能看清楚遠方

→遠近 2 焦點人工水晶體

由於光線會分配到近處與遠處，因此近處與遠處都能看得非常清晰，已有長期的使用者經驗。無論細小的文字或遠距離都能看得很清楚，但中距離則看不清楚。

手術後的自我檢測與保養非常重要

進行白內障手術後，等到症狀穩定下來所需的時間因人而異。在這段期間內，視力會漸漸變穩定、大腦也會漸漸習慣人工水晶體屈折光線的方式。如果年紀還輕，會比較快恢復視力，但隨著年齡增長，則要花更多時間才能恢復視力。雖然白內障手術是一種安全性很高的手術，但有些人在術後可能會發覺成果與自己想像中的不同。請大家先做好心理準備，手術後的視覺感受會因人而異。術後請遵守醫師建議的時間表，慢慢恢復日常生活。剛動完手術請避免進行過於激烈的工作或運動，耐心等待視力恢復。還必須多留意不要摩擦雙眼、別讓汗水等異物流進眼睛，避免接近不乾淨的環境等，以免受到感染。同時也要按照醫囑點眼藥水，持續約半年的時間。要是不好好照顧眼睛，也可能會引起併發症。過於激烈的運動可能會造成人工水晶體脫位、位置改變、旋轉等，引起發炎、眼壓上升等問題。此外也可能會出現在手術前沒有發覺的玻璃體混濁或視網膜剝離等問題，手術後一定要好好觀察。

POINT!

即便是安全的手術，術後觀察也非常重要。請大家事先掌握視覺可能會有的變化。

白內障手術後的視覺變化

若是對術後的成果期待過高，到時候也可能對自己的視覺感到不安。
在此要介紹的是常見的變化以及希望大家特別留意的地方。

需特別留意之處

慎防術後感染！

雖然手術中只是劃開小小的傷口而已，但在完全閉合之前，細菌還是有可能會從傷口中進入眼睛。手術後一定要留意不能讓雙眼進入任何東西，例如：自來水、汗水或異物。避免接觸不乾淨的環境，並確實按照醫囑點眼藥水。

何謂續發性白內障？

在手術時會將人工水晶體裝入囊袋中，而囊袋是人體的細胞膜，因此也會隨著時間過去而產生纖維化的情況，這就是續發性白內障。若是纖維化的情形越來越嚴重、導致視力下滑，必須在幾年後接受雅鉻雷射後囊切開術（YAG 雷射），即可恢復視力。

常見的視覺變化

看到灰塵般的東西

當水晶體混濁時，會令人無法察覺到因玻璃體混濁所引起的飛蚊症。此外，視網膜裂孔、視網膜剝離、玻璃體出血、葡萄膜炎等疾病也會引起飛蚊症，因此只要察覺到症狀，就必須趕緊就診。

眩光

罹患白內障的人，由於原本的水晶體變成混濁的黃褐色，能透過的光線也會比較少，尤其是藍色光線會被混濁的水晶體吸收。由於動手術後，移植了透明的人工水晶體，能透過的光線量增加，就連藍色光線也能透過水晶體了。因此剛動完手術後的一段時間內，有許多人都會產生眩光、感受到強烈的藍白色光線。

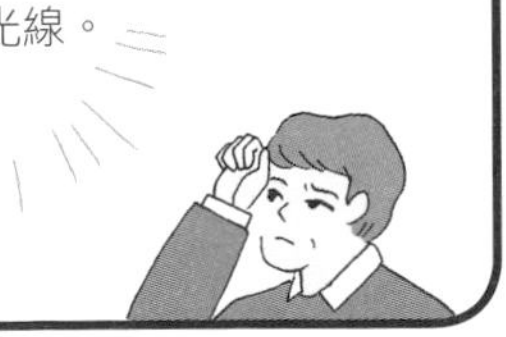

如果是無縫線手術約 1 個月後可以戴眼鏡

等到視力穩定之後，要再利用眼鏡來調整視力，最快約 2 週後就可以配眼鏡。如果是使用單焦點人工水晶體、或使用多焦點人工水晶體卻仍需要矯正的人，等到視力穩定下來就可以配眼鏡了。我研發出的無縫線手術很快就能讓視力穩定下來，大約 1 個月後就可以配眼鏡。如果選用多焦點人工水晶體，由於也能治療散光，光靠裸眼就擁有極佳的視力。不過，有需要的話也可以在半年後進行近視或散光的雷射手術。

白內障手術的費用

白內障手術的費用會因為人工水晶體的種類而產生差異。若選擇單焦點人工水晶體置入術，可適用於健保給付，自己只要負擔1～3成左右。（請參考左頁）。

若選擇植入多焦點人工水晶體，費用會依水晶體種類與醫療機構而有所不同。在二〇二〇年三月以前，多焦點人工水晶體被列為先進醫療項目，因此，若有加入醫療保險的先進醫療特約，幾乎可以獲得全額賠償。不過，目前多焦點人工水晶體已經被移除在先進醫療之外，因此多焦點人工水晶體植入術是屬於全額自費的醫療項目，或是部分負擔的選定項目。

醫師的技術與人工水晶體的選擇，會完整反映在白內障手術的成果。請大家先調查醫師的經驗刀數與術後的結果，來判斷費用與效果是否符合需求。

POINT!

單焦點人工水晶體適用於健保給付。
多焦點人工水晶體則是自費診療或選定項目。

白內障手術的費用概況

手術的費用也是很令人在意的一環。這裡要介紹的是單焦點人工水晶體手術與多焦點人工水晶體手術的費用概況。

單焦點人工水晶體

適用於健保給付。依照年齡與所得不同，需自行負擔 1 ～ 3 成的費用。在日本，超過高額療養費限度的金額可以退還。

【　雙眼手術的費用　】

＋

配眼鏡的費用（以裸眼無法對焦的距離專用）

※ 若雙眼都在同一個月內動手術的話，可以以合計金額為準，利用高額療養費制度退還手術費用。有些醫療機構可以同時動雙眼的手術。

編註：在台灣，白內障手術健保給付年齡及條件為「年齡 55 歲以上，視力矯正 0.5 以下」。球面單焦點人工水晶體為健保給付，其餘非球面單焦點、多焦點等人工水晶體則需自費。

多焦點人工水晶體

多焦點人工水晶體植入術目前已被排除在先進醫療的範圍之外，只有自費手術或部分負擔的選定療養兩種。請大家考量手術後的視力成果來評估是否要選用多焦點人工水晶體，而不要只單純以費用來判斷。前往眼科就診前，可以先在官網等確認清楚。深作眼科採取的是全額自費模式。自從研發出全世界最早的多焦點人工水晶體後，我們有 30 年的手術經驗，有 8 成的患者都選擇多焦點人工水晶體，術後的裸眼視力幾乎都在 1.0 以上。深作眼科的多焦點人工水晶體手術費用為單眼 70 萬日圓起跳。

〔2020 年 10 月現況〕

青光眼是由於眼壓等原因造成的視神經損傷

青光眼是視神經受到壓迫、使得視覺情報無法順利傳送到大腦的疾病，若罹患青光眼，視野會產生缺損、變得越來越狹窄。引發青光眼的原因就在於眼壓過高以及血液循環惡化。由於水晶體與角膜中沒有血管，是由房水負責輸送營養及氧氣，但要是房水量變多，眼球就會變硬，進而壓迫到視神經。雖然眼壓有所謂基準值，很多罹患青光眼的患者眼壓也在正常數值，得一併進行視力與視野的檢查及OCT（眼科光學斷層掃描）才能進行診斷。也有人是因為視神經周圍的血液循環不佳與壓迫而引起青光眼，高度近視或眼軸較短的遠視患者，罹患青光眼的機率會比較高，此外，糖尿病、白內障也是導致青光眼的原因之一，遺傳也是可能原因。如果是隅角阻塞造成眼內房水蓄積的隅角閉鎖型青光眼，會因為眼壓急遽上升而造成疼痛與急性視力下滑，不過大部分的青光眼病程緩慢，許多人到了末期依然未曾察覺眼睛有異狀，這是青光眼最可怕之處。定期為左右兩眼分別確認視覺狀況非常重要。

POINT!

造成青光眼的原因是眼中壓力上升與血流減少。即使眼壓正常，也有可能罹患青光眼。

青光眼是眼球中的水分含量異常所引起

若是眼球內負責傳送營養等的水分沒有排除乾淨，就會引起眼壓上升。這麼一來會壓迫到視神經，使得血液循環變差，引發視神經損傷。

青光眼的狀態

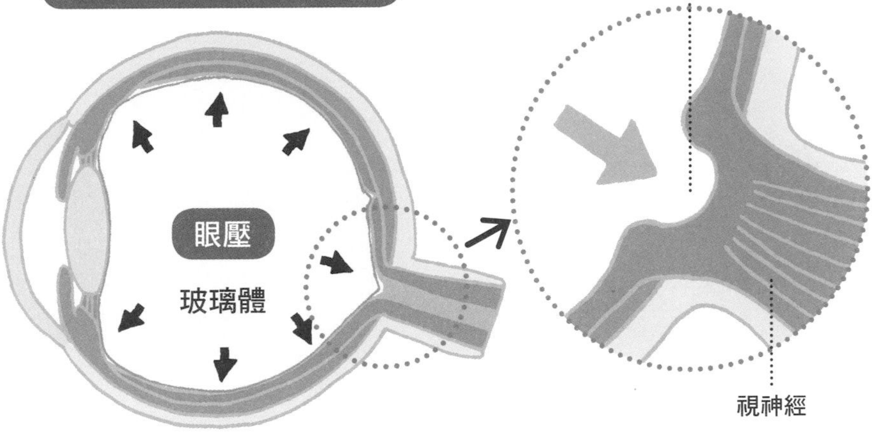

當眼球內的水分增加，眼球就會變得像是吹飽氣的氣球般變硬，壓迫到視神經而造成損傷。流向視網膜或視神經的血流變差，也是造成損傷的原因之一。高度近視或為了拉長眼軸而造成眼壓過高、通過鞏膜孔的視神經受到外力壓迫等，都是會引發青光眼的原因。

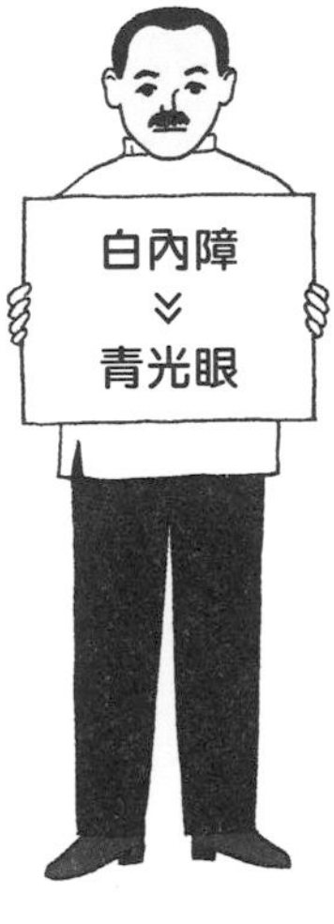

白內障惡化後，水晶體會變膨脹，造成虹膜位置上升。這會使得房水流通的管道——隅角變狹窄，造成房水排出情形變差，引起眼壓上升，常會併發青光眼。遺憾的是有很多人都是因為這樣而失明。動白內障手術是治療青光眼很重要的一環。

青光眼是可以藉由手術治好的疾病

降低眼壓是青光眼的主要治療方式。雖然有藥物治療與手術等2種方式，不過藥劑只能帶來些許改善而已，不能期待徹底根治。視神經一旦受到損傷就無法再生，因此最重要的是一定要盡可能及早接受恰當的手術，保護視神經。

如果同時患有白內障的話，要先進行白內障手術，之後再動青光眼手術。青光眼的手術方式有好幾種，像是將負責排出房水的許萊姆氏管拓寬的小樑網切開術（Trabeculotomy）、或是將小樑網組織切開或切除的小樑網切除術（Trabeculectomy），並同時使用絲裂黴素（ＭＭＣ）的手術。此外，還有利用內視鏡睫狀體雷射光凝固術以減少房水的手術、或是埋入金屬管的手術等等。

青光眼的手術療法比較不廣為人知，是因為能完美進行青光眼手術的醫師少之又少的緣故。不過，近年來有一種可以促進視神經血流的治療，這種治療方式也很有效果。

POINT!

一旦出現青光眼症狀，就要及早動手術保護視神經。

以外科方式治療青光眼會很有效

一旦發現罹患青光眼，最重要的就是要盡早降低眼壓。請立刻開始點眼藥水治療，在還來得及之前趕緊動手術吧！

青光眼的狀態

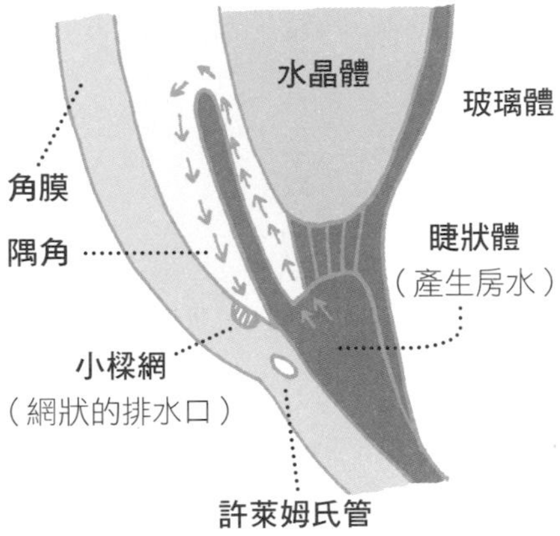

小樑網切除術
（濾過手術）

位於隅角的網狀組織小樑網是房水的出口，若是被色素等堵塞住，就會使房水排出情形變差，導致眼壓上升。小樑網切除術就是將阻塞的部位切除，讓房水從別的通道流到結膜下方的濾過手術。

許萊姆氏管手術
（改善流出通道的手術）

通過小樑網的房水，會進入許萊姆氏管。要是許萊姆氏管變狹窄，房水就不易排出，可藉由切開或植入的方式拓展許萊姆氏管，改善房水流出的效率。

睫狀體的手術

在內視鏡下觀察負責產生房水的睫狀體，以雷射光凝固睫狀體，減少房水的產生量，藉此降低眼壓的手術。

重點訊息

一口氣大量飲水會導致急性青光眼發作

事實上，一口氣大量飲水會使眼壓急遽上升。我本人也曾一次喝將近 1 公升的水時，感到頭暈眼花，很明顯感覺到眼壓上升。
以前曾經有一種檢查方式是要患者在 5 分鐘之內飲用 1 公升的水，接著再調查眼壓的「青光眼誘發檢查」，不過，當青光眼患者的眼壓急速上升，會加速損傷視網膜，因此是一種非常危險的檢查，現在已經不這麼做了。若是體型比較嬌小的人，即使只喝 500 毫升的水、一次喝光一杯啤酒，也會導致眼壓上升。
雖然 1 天要喝 2 公升以上的水比較健康，但請大家要分成好幾次慢慢喝才好。

視網膜剝離會直接引起視力障礙與失明

從外界進入眼球的光線屈折後，會在視網膜上連結成影像，要是視網膜受到損傷，大腦就無法獲得正確的視覺情報，變得看不清楚，最嚴重的情況甚至會失明。視網膜損傷中最具代表性的就是視網膜剝離，如果是小孩或年輕人，當有物體觸碰到眼睛等外力原因，很容易會引起視網膜剝離。50幾歲是視網膜剝離情形次多的年齡層，因老化造成玻璃體纖維萎縮，或眼球劇烈動作後，拉扯到視網膜纖維導致視網膜破裂，使水分從裂孔滲入視網膜下方，引起視網膜剝離。萬一發生視網膜剝離，一定要及早接受治療。

在先進國家中，為視網膜剝離患者進行玻璃體切除手術已很普遍，但在日本卻還在進行大範圍切開結膜的傳統手術。由於大家都知道視網膜剝離是分秒必爭的危險疾病，因此常會在沒事先確認清楚的狀況下就接受手術，導致許多人在手術後的視力不如預期，這讓我感到非常遺憾。就算真的發生視網膜剝離，也請大家先冷靜確認清楚手術方式，找技術精良的眼科醫師動手術就是關鍵。

POINT!

視網膜剝離是需要跟時間賽跑的可怕疾病。隨手術技術高低，恢復視力的程度也有所差異。

視網膜剝離的近代治療法是玻璃體切除術

當視網膜從眼底剝離，視網膜的營養補給就會中斷，喪失如同底片的功能而導致失明。因此最重要的就是盡早接受最新的玻璃體手術。

視網膜剝離的狀態

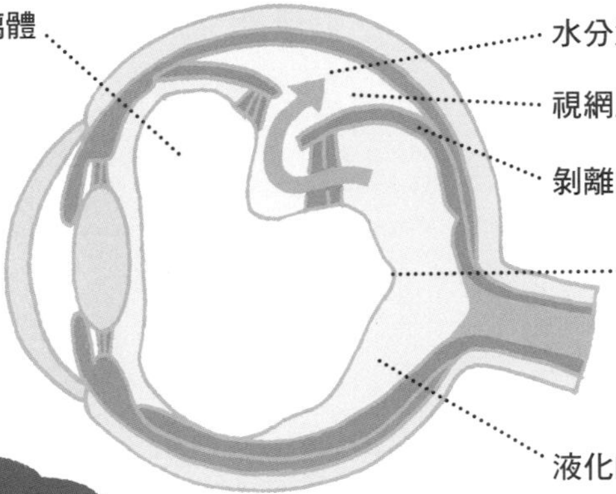
凝膠狀的玻璃體
水分進入視網膜下方
視網膜裂孔
剝離的視網膜
從視網膜剝離的玻璃體
（玻璃體剝離）
液化的玻璃體

玻璃體切除術

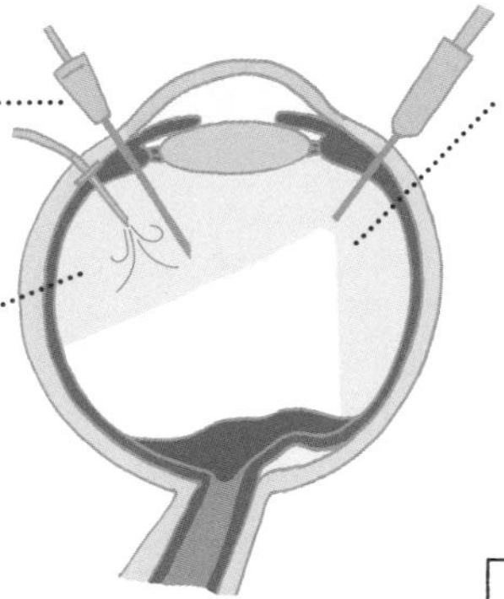
玻璃體切除器
將癒合在視網膜上的玻璃體切除，讓視網膜回到原本的位置，吸出視網膜下方的液體。
照明
為順利進行手術，必須在眼球內照光。
注入液體
為了保持眼球的形狀，必須為玻璃體注入液體。

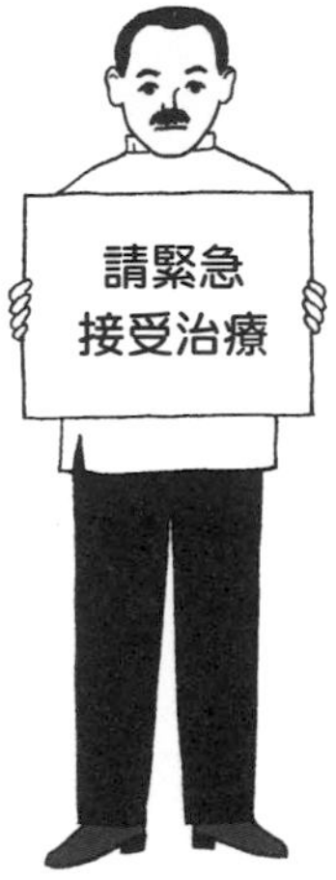

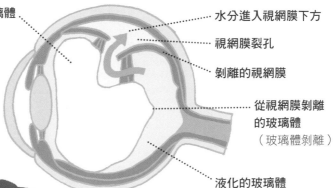

一旦視網膜剝離就要開始和時間賽跑。
因此從平常就要了解視網膜剝離的症狀、並擁有關於手術方式的基礎知識。
若是雙眼併用，可能會難以察覺到單邊眼睛發生視網膜剝離，所以最重要的是要養成習慣分別確認兩眼的情況。

糖尿病視網膜病變有很高的風險會造成失明

糖尿病視網膜病變是糖尿病的併發症之一，有很高的風險會造成失明，可說是一種非常可怕的疾病。當血糖值過高時，體內的糖化終產物（AGE）會增加，若血糖值高低起伏太大，更會傷害血管壁，使得細小的血管阻塞、變得脆弱。此外，糖尿病腎病變與糖尿病神經病變也都是因為同樣的原因所引起。

血管阻塞後，身體為了確保血液流動正常，會製造出脆弱的新生血管；血管若出血或發炎時，則會製造出增生膜，與玻璃體沾黏在一起，牽引到視網膜，則可能造成視網膜剝離。由於糖尿病比較少出現自覺症狀，大家很容易置之不理，但只要一出現併發症，就再也無法挽回了。當我為病患看診時，常會詢問患者：「你有糖尿病吧？」但有不少人都回答：「我沒有糖尿病。」由於眼科醫師可以直接從眼睛看到血管，因此常會比內科更早發現患者罹患糖尿病。

POINT!

原本不該有的新生血管與增生膜會奪走眼睛的功能。

視網膜的微血管問題

視網膜上佈滿了細小的微血管，負責供應氧氣及營養。
這些微血管一旦阻塞，就會造成缺氧，引起各種異常情形。

若是因糖尿病而引起血管問題

新生血管

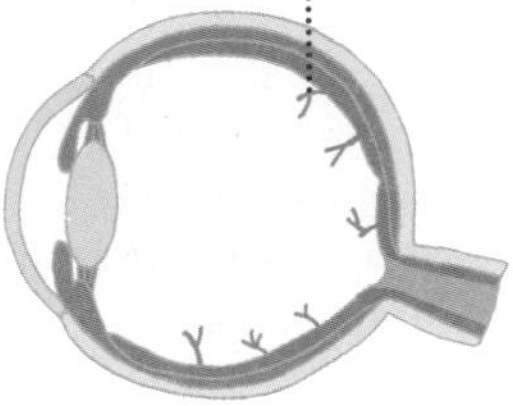

當血管阻塞、血流變差時，身體會再增生新的血管使血流恢復正常。但新生血管很容易破裂，甚至延伸到原本沒有血管的玻璃體或隅角，引發新生血管性青光眼等問題。

增生膜

因為發炎的緣故，使視網膜上方或視網膜與玻璃體之間增生一層薄膜。

視網膜剝離

新生血管會使視網膜與玻璃體黏著在一起，當玻璃體收縮時就可能會牽引視網膜而引起破裂。水分會從裂孔中進入，導致視網膜剝離。

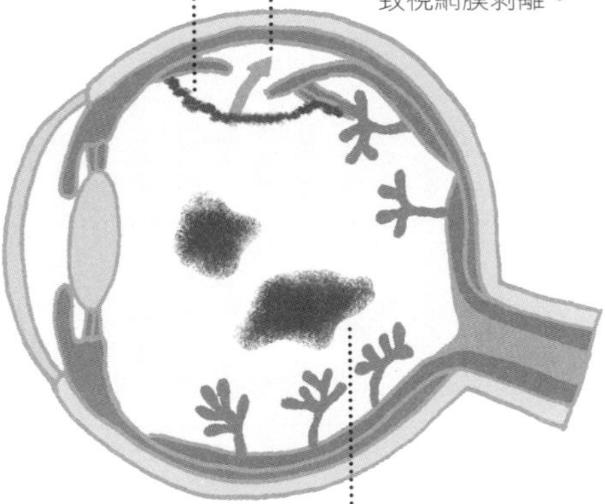

玻璃體出血

新生血管延伸到玻璃體內部後破裂出血。

血管通透性升高

若是血管通透性升高，血液成分會從血管壁漏出來，堆積在負責調整視力的黃斑部，引起黃斑部水腫，導致視力下滑或視覺扭曲變形。

重點訊息

何謂新生血管？

當原本的血管無法再發揮功效時，身體的防衛機制會製造出新的繞道血管，但新生的血管並不健全，很容易破裂、出血。新生血管除了會引發糖尿病視網膜病變之外，也會引起下列疾病：

●脈絡膜新生血管＝因病理性近視或黃斑部病變所引起的新生血管。

●角膜新生血管＝因配戴隱形眼鏡造成角膜的氧氣不足，使原本沒有血管的角膜內部從周邊開始增生血管、侵入角膜。

如何預防與治療糖尿病視網膜病變？

糖尿病視網膜病變一旦發病，治療起來非常困難，想要預防糖尿病視網膜病變，最重要的就是必須控制血糖值。可以從本書第70頁介紹的限制醣類攝取、確實補充膳食纖維等飲食生活中開始著手，避免長時間維持高血糖狀態或血糖值劇烈波動。我認為，要預防糖尿病視網膜病變，應將限制醣類攝取擺在第一位。

即便如此若還是罹患糖尿病視網膜病變，則應配合症狀選擇適合的治療方式。如果是黃斑部視網膜水腫（黃斑部水腫），最有效的方式是在玻璃體注射抗血管生長因子（Anti-VEGF），抑制因血管內皮細胞增生而增加的新生血管。若是局部水腫、或從微血管滲出液體的話，則可以藉由雷射光凝固等方式，阻止視網膜出血及水腫。若是症狀越來越嚴重，增生膜嚴重增生而引起視網膜剝離，則必須進行手術（請參考第131頁）。是否能找到優秀的眼科醫師，也會大大影響手術的結果。

POINT!

一旦出現症狀就要立刻治療，改善血糖值才是治本的方法。

糖尿病視網膜病變必須由內科與眼科攜手治療

罹患糖尿病視網膜病變，最重要的就是要藉由限制醣類攝取等方式，讓血糖值穩定下來，接著前往眼科接受治療也很重要。

先治療糖尿病

採行不會讓血糖值上升的飲食

血糖值急遽波動會造成血管的負擔，非常危險。為避免眼底出血，一定要限制醣類的攝取！（請參考第 70 頁）

向值得信賴的糖尿病專科醫師求診

由於糖尿病也是一種血管疾病，因此不只要設法降低血糖值，也必須減少血糖值的波動，才能保護血管內皮。尋找能理解限制醣類攝取重要性的糖尿病專科醫師也非常重要。

在眼科的治療……

若發生視網膜剝離

如果是增殖性糖尿病視網膜病變所引起的視網膜剝離，處理增生膜比一般的玻璃體手術更加困難，因此一定要找到手術技術精良的眼科醫師，及早接受手術治療。

視網膜水腫等則注射抗血管生長因子

若是因糖尿病導致微血管開始阻塞的話，血管內皮增生因子（VEGF）就會在血流被阻斷的部位發揮效用，開始製造新生血管。為了抑制血管內皮增生因子，必須在玻璃體注射抗血管生長因子。

雷射光凝固

用雷射光照射正漏出血液的血管部位、或是因血流不佳而快要長出新生血管的部位，就能阻擋出血、抑制新生血管。要是雷射光太強，也可能會導致血管破裂，因此必須按照正確方式以較弱的雷射光照射。黃斑部不可以照射雷射光，萬一黃斑部照射到雷射光會使視力下滑。

注射類固醇

雖然注射類固醇也是一種抑制視網膜發炎的對症療法，不過這會使血管本身受到損傷，因此幾乎無法發揮效果，建議還是注射抗血管生長因子會比較好。

重點訊息——

確診糖尿病視網膜病變之後

糖尿病視網膜病變比其它的疾病來得更棘手。發病後一段時間微血管就會全體惡化，因此就算接受了局部治療，也會接二連三地出現各種症狀。必須在可以理解限制醣類攝取對眼睛的重要性、懂得控制血糖值，才能保護眼睛的內科進行治療，同時由可以直接看見血管的眼科醫師觀察病程。最重要的是患者本人必須要有危機意識，認真控制血糖、接受手術治療，絕對不能小看糖尿病視網膜病變的可怕。

黃斑部病變是視力下滑的一大原因

在視網膜中與視力最相關的黃斑部一旦發生病變，就會造成眼前景物歪斜扭曲、視力下滑。歐美各國早在幾十年前就認定黃斑部病變是因年齡增長造成的首要失明原因，但在日本卻由於沒有定下診斷基準，認定的進展比歐美遲了許多。

因為老化的緣故，黃斑組織中會堆積名為隱結（Drusen）的老廢物質，視網膜細胞開始萎縮，這是黃斑部病變的初期階段。越來越嚴重之後，血流也會出現障礙，視網膜下開始長出新生血管並破裂，使得血液成分滲出來，演變為濕性黃斑部病變。初期可藉由服用保健食品或阻斷藍光來減緩病程；但如果已經演變成濕性黃斑部病變，就必須及早接受治療。治療黃斑部病變的最佳選擇是在玻璃體內注射抗血管生長因子，抑制血管內皮增生因子（ＶＥＧＦ）的作用。若發生黃斑部皺褶或視網膜剝離，則必須動手術（請參考第１３１頁）治療。黃斑部裂孔、黃斑部水腫、黃斑部皺褶都是跟黃斑部有關的疾病，以同樣的方式進行手術治療。

POINT!

跟視力密切相關的黃斑部，受到老化或氧化壓力就會導致病變。

一旦發生黃斑部病變……

黃斑部是平常負責看見物品的主要部位，若是因為發炎產生黃斑部皺褶，光線就無法正常在視網膜上成像，讓物品看起來歪斜、模糊。

何謂黃斑部？

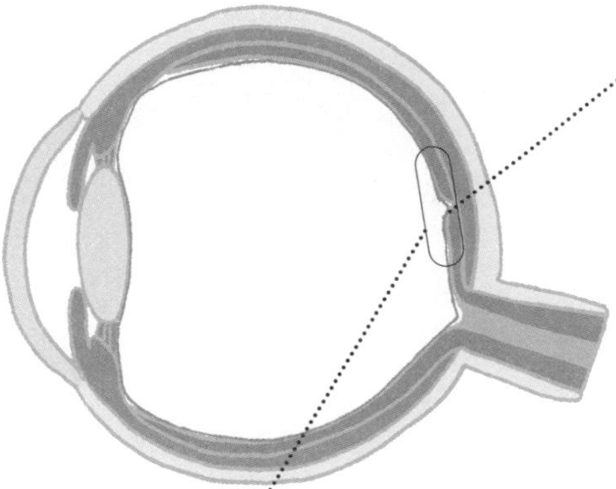

中央窩

黃斑部的中央部位，是影響視力最重要的地方。

黃斑部

在視網膜當中負責成像的中央位置，跟視力有非常密切的關聯。

在玻璃體注射抗血管生長因子

在玻璃體或視網膜等部位注射抗血管生長因子，阻止新生血管繼續增生。由於這屬於局部療法，可以緩和症狀、阻止病情惡化。

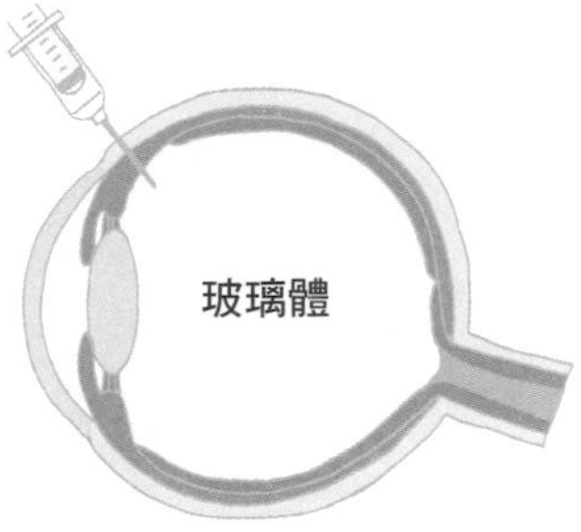

黃斑部病變的自我檢視

- ☑ 視野有缺損嗎？
- ☑ 視野中有陰暗的部分嗎？
- ☑ 物品看起來是否變形扭曲？

以第 23 頁的阿姆斯勒方格表進行自我檢視是最有效的方法，一定要左右兩眼分別測試。當年紀逐漸增長，平時應養成習慣時時留意上述這 3 點。

注射類固醇

依照患者情況，可以在鞏膜外側注射類固醇以抑制發炎。

治療近視的 LASIK 與 ICL 手術相關知識

德國於一九九二年研發出世界首度近視治療手術 LASIK（準分子雷射原位層狀角膜塑型術），我也參與了研發過程，從一九九四年起於日本開始操作最早的 LASIK 手術。當我和患者討論夢幻的近視矯正手術時，也會詳盡說明可能發生的併發症與不良結果，在患者完全理解的狀況下才進行手術。由於當初都只有技術精良的眼科醫師才能動 LASIK 手術，因此做完手術的人都好評連連。但是後來就連醫美外科診所等眼科以外的機構都能進行 LASIK 手術，同時大家也開始削價競爭，漸漸開始產生手術失敗、發生預料外結果等問題。我現在只為少部分輕度近視患者進行 LASIK 手術，高度近視患者則會採用 ICL（可植入式隱形眼鏡）手術。因為之後在進行白內障手術時，為了讓人工水晶體度數精準符合需求，我不希望患者先進行過會使角膜產生歪斜的 LASIK 手術。近視手術非常講究技術，最重要的就是一定要請技術精良的醫師動刀。

POINT!

千萬不能因為 LASIK 手術已經很普及就貿然動手術！請找有經驗的眼科醫師操作最新手術。

想要動手術矯正近視，有 LASIK 與 ICL 2 種選擇

如果不想配戴眼鏡或隱形眼鏡矯正近視，可以透過 LASIK 手術切開角膜，造成角膜瓣層，削除角膜組織，再將角膜瓣層放回原位。最近還多了在水晶體與虹膜之間植入隱形眼鏡的 ICL 手術可供選擇。

飛秒雷射（LASIK）手術

這是最新的 LASIK 手術。先使用能正確解析眼睛形狀的檢查機器測量眼睛後，以無刀雷射，在角膜表面製造出角膜瓣層，再以準分子雷射改變角膜的屈光力。最後將角膜瓣層蓋回原位，讓角膜瓣層自然吸附角膜，恢復速度快。手術後眩光與視線模糊的問題也會減少。由於必須削除角膜，不適合高度近視患者。

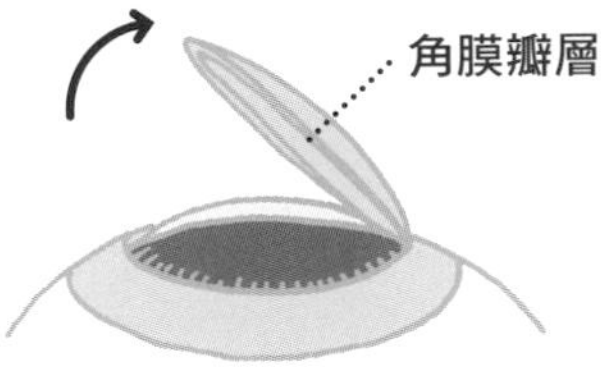

1

手術前先點眼藥水麻醉。以雷射切開角膜表面，製造出角膜瓣層。

≫

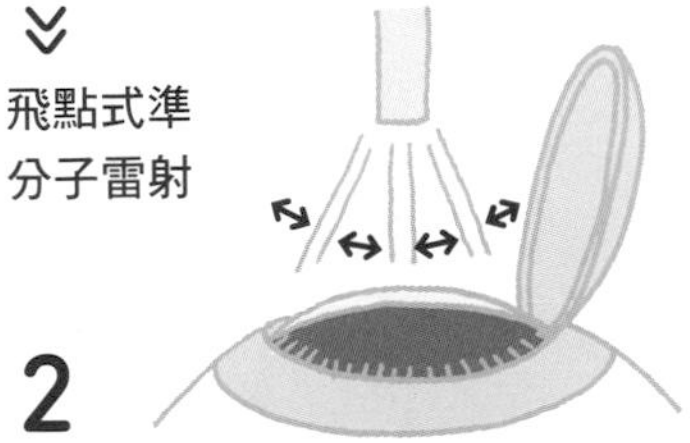

2

以準分子雷射照射角膜組織，矯正出正確的屈光力。再將角膜瓣層蓋回角膜使其自然吸附。

ICL 植入手術

在玻璃體或視網膜等部位注射抗血管生長因子，阻止新生血管繼續增生。由於這屬於局部療法，可以緩和症狀、阻止病情惡化。

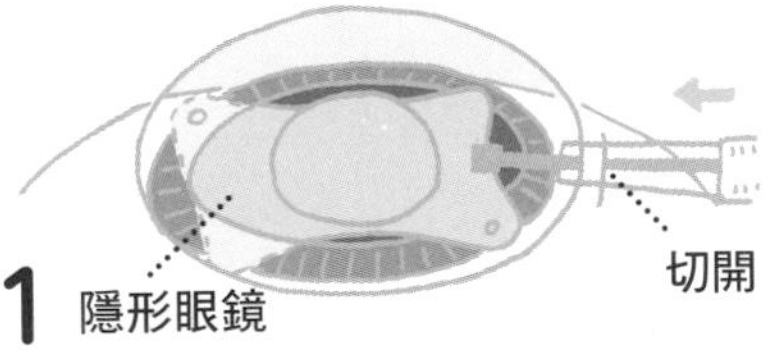

1

在手術前先點眼藥水麻醉，以鑽石刀將角膜切開3公厘左右，植入折疊後的ICL（可植入式隱形眼鏡）。

≫

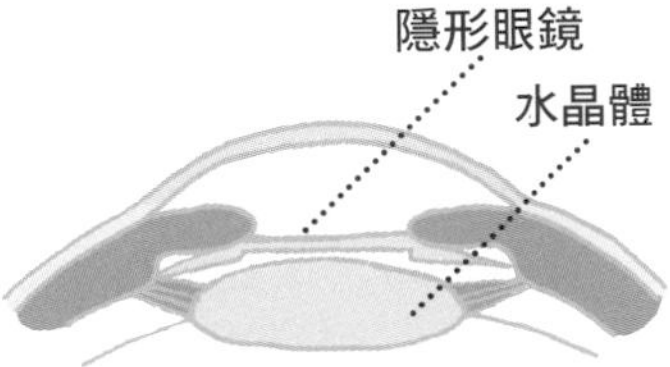

2

這是植入隱形眼鏡後的剖面圖。保留原本的水晶體，在水晶體與虹膜之間植入隱形眼鏡。

眼科檢查須知

你知道在健康檢查或平時在進行眼科診療時，
會進行那些檢查嗎？
熟悉的檢查其實是有其目的，
此外，進行治療之前，也會根據需求，
以最新的眼科檢查設備進行檢測。

視力檢查

利用英文字母 C 的形狀（藍道爾氏 C 字視力表）所製作成的視力檢查表，可用來確認自己是否能判定 C 開口的方向。這個檢查是藉由自己所能看到的最小 C 字尺寸，將視力轉換為數值。除了可以用來檢查裸眼的視力之外，也可以檢測配戴眼鏡或隱形眼鏡後經過矯正的視力情形。由於這個檢查只能靠本人進行，所以可能跟眼睛真正的屈折力有所差異。

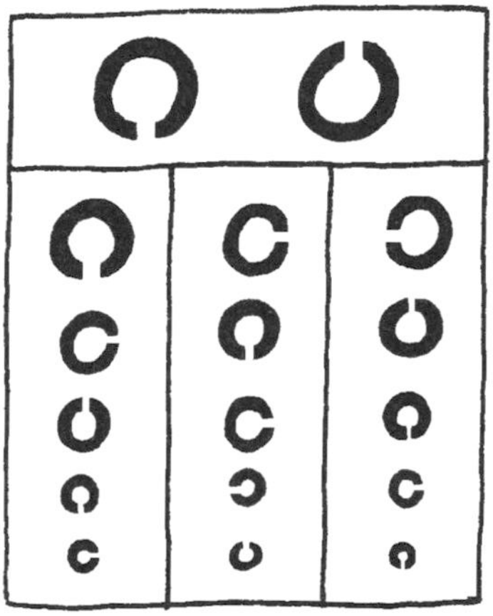

屈光檢查

平常眼睛的運作是藉由角膜和水晶體將光線屈折至視網膜形成影像，這個檢查就是要確認屈光度。相較於視力檢查是依靠自覺來判定，這項屈光檢查則可以了解客觀的屈光度。利用驗光儀（往裡面看會看到熱氣球的儀器）使眼睛對焦於遠方的熱氣球，照射紅外線來測定與原本反射的誤差。藉由驗光儀可以測出近視、遠視、散光等屈折是否異常、以及異常的程度。

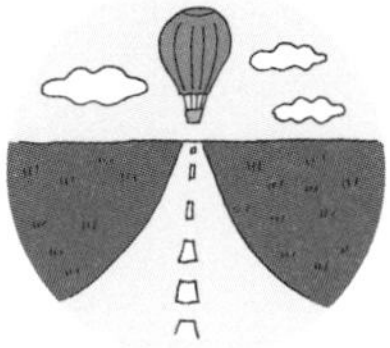

眼壓檢查

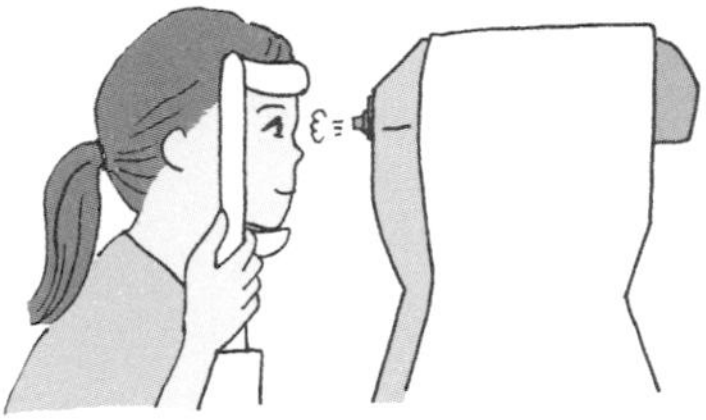

藉由檢查眼睛的內部壓力（眼壓），可以診斷出青光眼以及調查是否有因為藥物或手術造成眼壓變動等。眼壓檢查有分為在眼睛噴射空氣的「非接觸式眼壓計」、或有些醫師會採用「接觸式眼壓計」，有時候也會兩者併用。眼壓的正常值為 10 ～ 21mmHg，若角膜較薄、數值就會比較低，由於日本人的眼壓比較低，有 9 成的青光眼患者眼壓都處於正常數值，因此眼壓數值只能當作參考。

視野檢查

這是確認視野是否有缺陷的檢查。先遮住單邊眼睛，讓另一隻眼睛凝視正面的指定視標，感受周邊範圍是否有閃爍的光點出現。視野檢查分為靜態與動態檢查，除了能檢測出青光眼等眼部疾病之外，也能進行視神經異常、腦神經異常的檢查。

眼底檢查

眼底檢查是利用藥物（散瞳劑）使瞳孔放大，透過瞳孔來觀察視網膜、視網膜血管、視神經狀態的檢查。除了可以發現沒有自覺症狀的眼部疾病之外，由於眼睛也是人體唯一可以直接用肉眼觀察出血管狀態的器官，因此也可以檢查出高血壓、糖尿病、動脈硬化等疾病。

裂隙燈顯微鏡檢查

裂隙燈顯微鏡這種特殊光學儀器，可以用來檢查角膜、水晶體、玻璃體、虹膜、角膜與虹膜之間的隅角等部位。

※ 除了上述這些檢查之外，依照患者情況也會進行其它的專門檢查。

如何選擇不會讓人後悔的眼科醫師？

生活中有 **9** 成資訊都藉由眼睛接收，是全身只有 **2** 個的重要器官。
各種眼睛的治療、尤其是手術，更會受到醫師的技術影響，
大幅左右治療後的視力結果。
這裡就要介紹選擇優秀眼科醫師應掌握的重點。

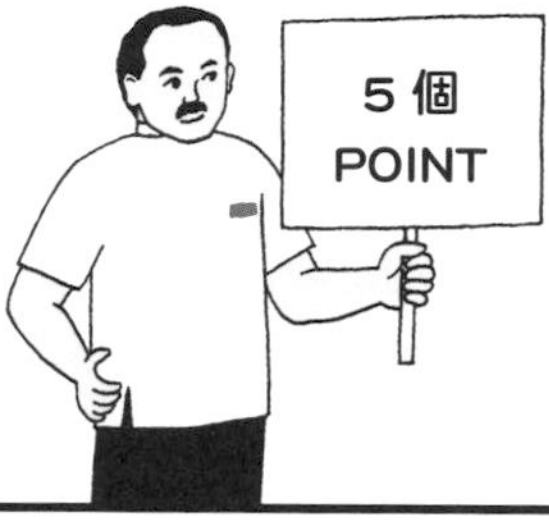

POINT 01

大學附設醫院或大型醫院不見得會比較好

除了眼科診所之外，很多人會覺得大學附設醫院或大型醫院比較令人放心，但其實並非如此。有非常多患者都是曾在大學附設醫院中動過手術，但成果不如預期而來找我，我不知道看過多少例子是「要是當初沒做這項治療就好了」、「要是早點來找醫師就好了」……。由於大學附設醫院與綜合醫院也是實習醫院，可能會遇到每次去都是不同醫師診療的情形。為了避免發生成果不如預期的憾事，一定要事先仔細查詢清楚，找到一位希望請對方為自己動手術的眼科醫師非常重要。

POINT 02

確定是眼科專科醫師嗎？

像是白內障或視網膜剝離等專門領域的治療，只有在眼科專科診所或醫院才能進行，但如果是近年來急速普及的 LASIK 或可植入式隱形眼鏡 ICL 手術等近視矯正手術，則在醫美外科診所也可以進行。由於有許多醫美診所都會投入大筆廣告或削價競爭，在選擇之前一定要好好區分判斷才行。
雖然近視矯正手術已經很普及，但考量到手術後的正確保養方式，或萬一引起併發症時，是否能接受恰當的處置，還是建議大家應該要前往任何手術都能做的眼科專科診所或醫院才好。

POINT 03

檢查儀器與手術設備是最新的嗎？

設備的先進程度並不代表醫師本人的技術。就算擁有最新儀器設備，醫師本身若是沒有好好善用的能力與判斷力的話，也無法讓患者接受到好的治療。
不過，至少比起一直使用老舊儀器設備進行治療的醫師，願意更換最新儀器設備的醫師，確實會比較熱切追尋更好的治療品質。現在只要上眼科官網就可以查詢到關於檢查與手術的細節，因此一定要事先確認清楚才行。

POINT 04

不要盲信網路評論

現在這個時代無論什麼事都可以在網路上找到答案。雖然在網路上查詢關於眼睛疾病、眼科手術並不是一件壞事，不過，那些所謂的診所排行榜或名醫網站，卻並不一定都是事實。此外，在搜尋時第一個出現的網站，很有可能是因為買了廣告的緣故。因為有良心的醫師會認為，與其把錢花在買廣告、不如用來購入最新最貴的儀器設備。有很多患者都是因為在別的地方手術不順利，再來找我求助。在搜尋網路的同時，請大家也同時參考本書或其它書籍，在具備基礎知識的前提下，判斷哪些才是正確的資訊。

POINT 05

向親身體驗過的人打聽情況

向身邊曾經接受過白內障或青光眼治療的人打聽情況，也是不錯的方法。不過，千萬不能只聽一位親友的意見，請盡可能蒐集多人的意見，再自行上網搜尋、看書研究，務必要慎重一點。
雖然我以前也曾認為，上電視節目、寫書給一般人是「不務正業」，沒有什麼動力去做這些事，但後來因為遇到非常多因資訊不足而深感後悔的患者，才讓我感受到傳遞資訊的重要性，開始在電視節目、書籍、雜誌等媒體分享所學。千萬不要自己任意判斷，也要多聆聽親身體驗過的人的聲音。

哪些才是真相？關於眼睛的 Q & A

明明就是非常重要的眼睛相關知識，卻有很多人會相信道聽塗說的謠言。在此，我要站在眼科專科醫師的立場，回答正確的治療法與眼部保養問題。

Q1 眼前一片模糊，但實在太忙了

A 眼睛的症狀平時不易察覺，即使感到視線模糊、視野缺損，也有不少人會以為過一陣子就好了、等到有時間的時候再去看醫生。但是，事實上這些很有可能是視網膜剝離或青光眼初期的症狀，一刻都不得輕忽。只要一感到眼睛不適，就一定要立即就診。尤其是若只有一邊眼睛出問題，使用兩眼看東西時並不容易察覺。請大家要養成習慣在每天早上起床後，分別使用左右眼、確認視覺是否有產生變化，才能及早發覺眼睛疾病。

Q2 雖然已經 40 歲了，還是想做 LASIK 手術！

A 在 30 歲之前動 LASIK 手術是最好的階段，因為老花眼會比大家預期的更早出現。就算動了 LASIK 手術、矯正了近視問題，也只會提早引發看不清楚近物的老花眼症狀出現而已。建議先使用遠近兩用雙光眼鏡或多焦點隱形眼鏡解決近視的問題，等到罹患白內障的年齡時再動手術，植入多焦點人工水晶體會比較有效率。再加上動過削除角膜的手術，也會讓之後動白內障手術時難以確定人工水晶體的度數。如果非動不可的話，我會建議選擇植入隱形眼鏡（ICL），到時候動白內障手術時再取出即可。

Q3 針對 40 世代推出的眼藥水，對消除眼睛疲勞很有效？

A 由於現代越來越多人有眼睛疲勞的問題，眼藥水的種類也不斷增加。尤其是針對容易產生眼睛不適的 40、50 歲年齡層，市面上也推出了含有維生素 B_{12}、B_6、B_2、A、E、新斯狄明、天門冬胺酸等成分的眼藥水。雖然在眼睛疲勞、乾燥不適時，偶爾使用眼藥水並沒有問題，但千萬別忘了，保護眼睛最好的成分是淚水。要是太常使用會把眼淚沖洗掉的眼藥水，反而會造成反效果。

Q4 若是白內障初期，還可以再觀察一陣子嗎？

A 如果因視力下滑而前往眼科就診、被醫師診斷為「初期白內障」，有些醫師可能會說：「可以再觀察一下，真的看不清楚時再動手術。」不過，想必患者本人一定是因為已經感受到症狀才會去看醫生。置之不理是絕對不可能自動好轉的。而且有非常多人是由於白內障而引發青光眼。要是因為「反正還年輕」，就決定要再觀察一陣子的話，萬一這段期間內引發青光眼，那就得不償失了。一旦被醫師診斷為白內障，就要趕緊找一位不只精通白內障，也精通青光眼與視網膜剝離手術的眼科醫師接受診療。

Q5 動手術後可以完全恢復視力嗎？

A 現在有越來越多人動白內障或近視矯正等眼睛手術，大家會認為比起一直忍受，在看不清楚的情況下過日子，不如好好接受手術改善視力，雖然這樣的想法很好，不過似乎有非常多人都以為動完手術後就可以獲得完美的視力，事實上並非如此。動完手術後的生活絕對可以過得比目前更舒適，但要是期待過高、也可能會令人大失所望。首先，由於每個人對於術後生活重視的部分不一樣，有好幾種選項可選擇，因此最重要的就是要先跟醫師仔細商量。此外，我也認為應該抱著著積極正面的心態，告訴自己手術後已經比以往看得清楚多了，做好心態調適也很重要。

Q6 戴眼鏡會使度數增加？

A 有很多近視的人都認為配戴眼鏡會使度數增加，這讓我感到非常驚訝。近視之所以會惡化，是因為眼軸變長的關係，跟眼鏡一點關係都沒有，這只是毫無根據的都市傳說罷了。視力都已經不好，還不配戴眼鏡矯正，只會對負責調節視力的的睫狀肌持續造成負擔，讓視力變得更差。此外也會使眼睛變得更疲勞，無法讓大腦從眼睛獲得完整的資訊。平時一定要好好接受視力檢查，有需要則應配戴眼鏡，才能守護眼睛的健康。老花眼也是一樣，要是不願意承認自己年齡增長，明明看不清楚還不配戴老花眼鏡，不只會造成眼睛負擔，還會引起肩頸僵硬與頭痛等問題。千萬別忘了，視力一旦下滑、也會使認知能力一併變差！

結語

正確的診斷與治療能左右一個人的人生

深作秀春

不只是日本、世界各地的患者都會來到深作眼科就診，年齡層也非常廣泛，從小孩到高齡長者都相繼來訪。

每一位透過手術恢復視力的患者，都紛紛告訴我：「我患有先天性白內障，本來都已經放棄了，但在25歲時接受手術後，我現在可以看到以前從未見過的紅綠燈，安心地自己過馬路了。」、「我原本都已經失去活下去的希望了，但在90歲那年動手術後，我開始學習外語，想要出國走走。」、「我10歲時因為發燒而失去視力，70歲的現在透過角膜移植、白內障與玻璃體手術重新恢復光明。雖然時間沒辦法重來，但今後我想要去日本各地旅行。」、「原本以為患有失智症的86歲母親，在動了白內障手術之後，視力變得相當清晰，整個人精神變得很好，開始願意說話聊天了。」、「我6歲的女兒原本在家鄉的醫院被判定沒有治療方法，建議送去盲人學校，卻在您的診所中治好了雙眼，現在已經進入一般學校念書了。」等等，能聽到這些感謝之詞，對我而言就是最大的獎勵，也是我平常的活力來源。我現在只希望再也不要有人因為沒有正確知識而放棄治療，或是因錯誤的治療而喪失視力了。

當我在美國開始學習眼科時，就下定決心「絕對要成為世界第一的眼科醫師」。從年輕時就向全世界的前輩先進討教請益、甚至能與被稱為眼科傳說的神級醫師直接交流。其後經過我不斷的努力，很榮幸受到美國眼科學會頒發20次最大獎的肯定，二〇一七年也在歐美的眼科學會上，以史上最優秀眼科醫師的身分接受表揚，榮獲克里欽格紀念獎。

隨著時代不斷演進，現在醫師甚至可以在遠端學會上，與走在全世界最尖端的醫師們同步分享經驗與知識，並將這些經驗與知識傳達給患者。

正確的診斷與正確的治療能左右一個人的人生，這絕非言過其實，因為眼科是特別困難的精密外科。我深切期盼我寫的這本書，可以讓大家了解到有益眼睛健康的生活方式以及正確預防眼部疾病與治療的知識，協助大家做出最恰當的選擇，以生平最顛峰的視力盡情享受１００年的人生。

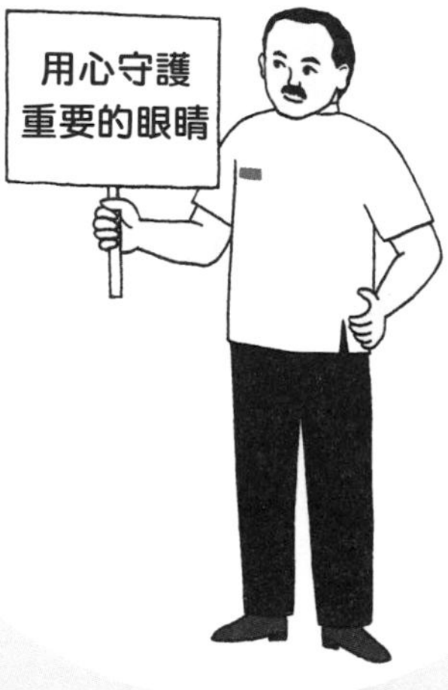
用心守護
重要的眼睛

世界第一眼科醫師教我的 **Dr.Me HD0193**

守護眼睛健康説明書

逾 20 萬次手術 30 年臨床彙整　全球最佳眼外科醫師傳授護眼秘笈

作　　者／深作秀春
譯　　者／林慧雯
選　　書／梁瀞文
企劃編輯／梁瀞文

行銷經理／王維君
業務經理／羅越華
總 編 輯／林小鈴
發 行 人／何飛鵬
出　　版／**原水文化**
台北市民生東路二段 141 號 8 樓
電話：（02）25007008　傳眞：（02）25027676
網址：http://citeh2o.pixnet.net/blog　E-mail：H2O@cite.com.tw
發　　行／英屬蓋曼群島商家庭傳媒股份有限公司城邦分公司
台北市中山區民生東路二段 141 號 2 樓
書虫客服服務專線：（02）25007718；（02）25007719
24 小時傳眞專線：（02）25001990；（02）25001991
服務時間：週一至週五上午 09:30-12:00；下午 13:30-17:00
讀者服務信箱 E-mail：service@readingclub.com.tw
劃撥帳號／19863813；戶名：書虫股份有限公司
香港發行／香港灣仔駱克道 193 號東超商業中心 1 樓
電話：（852）25086231　傳眞：（852）25789337
E-mail：hkcite@biznetvigator.com
馬新發行／城邦（馬新）出版集團
41, Jalan Radin Anum, Bandar Baru Sri Petaling,
57000 Kuala Lumpur, Malaysia.
電話：（603）90563833　傳眞：（603）90576622
E-mail：services@cite.my

插　　畫／tent
美術設計／鄭子瑀
製版印刷／卡樂彩色印刷有限公司
初　　版／2022 年 10 月 20 日
定　　價／420 元

城邦讀書花園
www.cite.com.tw

ISBN：978-626-96625-1-7（平裝）
ISBN：978-626-96625-2-4（EPUB）

國家圖書館出版品預行編目資料

世界第一眼科醫師教我的守護眼睛健康說明書 / 深作
秀春著 ; 林慧雯譯 . -- 初版 . -- 臺北市 : 原水
文化出版 : 英屬蓋曼群島商家庭傳媒股份有
限公司城邦分公司發行 , 2022.10
面 ;　公分 . -- (Dr.Me ; HD0193)
譯自 : 世界一の眼科外科医がやさしく教える : 視力を失わないために今すぐできること
ISBN 978-626-96625-1-7 (平裝)

1.CST: 眼科　2.CST: 眼部疾病　3.CST: 視力保健

416.7　　111015321

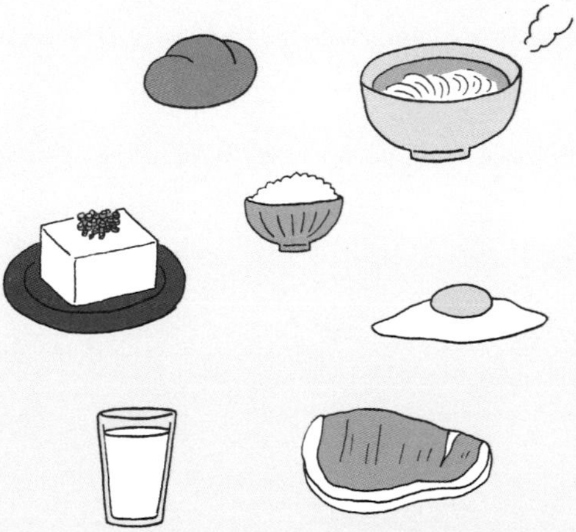

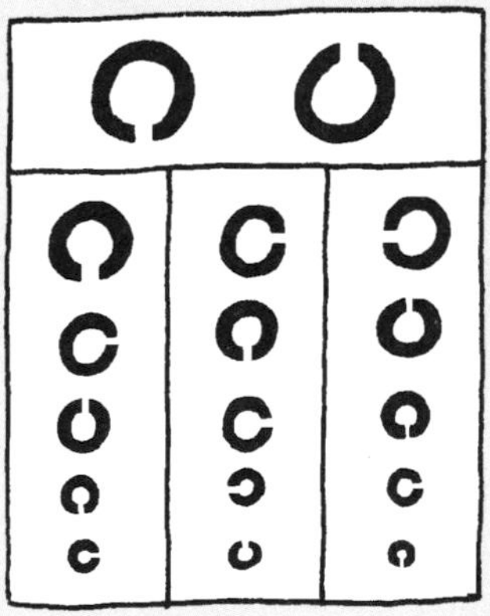